essentials

essentials liefern aktuelles Wissen in konzentrierter Form. Die Essenz dessen, worauf es als „State-of-the-Art" in der gegenwärtigen Fachdiskussion oder in der Praxis ankommt. essentials informieren schnell, unkompliziert und verständlich

- als Einführung in ein aktuelles Thema aus Ihrem Fachgebiet
- als Einstieg in ein für Sie noch unbekanntes Themenfeld
- als Einblick, um zum Thema mitreden zu können

Die Bücher in elektronischer und gedruckter Form bringen das Expertenwissen von Springer-Fachautoren kompakt zur Darstellung. Sie sind besonders für die Nutzung als eBook auf Tablet-PCs, eBook-Readern und Smartphones geeignet. essentials: Wissensbausteine aus den Wirtschafts, Sozial- und Geisteswissenschaften, aus Technik und Naturwissenschaften sowie aus Medizin, Psychologie und Gesundheitsberufen. Von renommierten Autoren aller Springer-Verlagsmarken.

Martina Amberg

Führungskompetenz Achtsamkeit

Eine Einführung für Führungskräfte und Personalverantwortliche

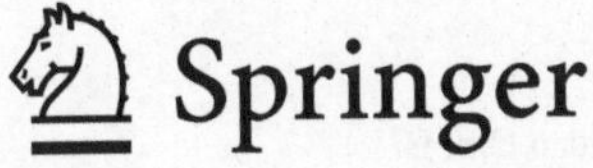

Martina Amberg
Diplom-Psychologin
Hannover, Deutschland

Ergänzendes Material finden Sie auf springer.com/978-3-658-13474-7

ISSN 2197-6708   ISSN 2197-6716 (electronic)
essentials
ISBN 978-3-658-13473-0   ISBN 978-3-658-13474-7 (eBook)
DOI 10.1007/978-3-658-13474-7

Die Deutsche Nationalbibliothek verzeichnet diese Publikation in der Deutschen National-
bibliografie; detaillierte bibliografische Daten sind im Internet über http://dnb.d-nb.de abrufbar.

Springer
© Springer Fachmedien Wiesbaden 2016

Gedruckt auf säurefreiem und chlorfrei gebleichtem Papier

Springer ist Teil von Springer Nature
Die eingetragene Gesellschaft ist Springer Fachmedien Wiesbaden GmbH

Was Sie in diesem Essential finden können

- Was sich hinter dem Begriff „Achtsamkeit" verbirgt
- Auf welche Weise Achtsamkeit und Führungskompetenz zusammen hängen
- Wie Achtsamkeit wirkt
- Wie Sie Ihre Achtsamkeit entwickeln können
- Wie Sie mit Achtsamkeit Ihren Alltag als Führungskraft gestalten können

Inhaltsverzeichnis

Einleitung

1

Neue Technologien, allen voran die vielfältigen Entwicklungen der Digitalisierung, die eine nie gekannte Veränderungsgeschwindigkeit mit sich bringen; ökologische Krisen, demografischer Wandel und sich ändernde gesellschaftliche Vorstellungen sowie die komplexen Folgen internationaler Vernetzung seien als Beispiele genannt für tiefgreifend veränderte Rahmenbedingungen von Führungshandeln. Sie stellen Wirtschaft und Gesellschaft im Großen wie im Kleinen vor neuartige Herausforderungen. Im Zuge von zunehmender Veränderungsgeschwindigkeit und vervielfachter Komplexität ist eine grundlegende Dynamik entstanden, die künftige Entwicklungen nur noch sehr eingeschränkt vorhersagbar sein lässt. Hier kommen klassische Führungskonzepte zunehmend an ihre Grenzen. Die Forderung, Führung neu zu denken und zu gestalten, wird daher in verschiedenen Kontexten formuliert und auch von befragten Führungskräften selbst als zentrale Bedingung für die Zukunftsfähigkeit von Unternehmen und Organisationen benannt, wie z. B. im Forum Neue Führung (INQA 2012). Das Spektrum der Aspekte von Führung, die dabei auf dem Prüfstand stehen, ist breit gefächert: Sowohl gewohnte Strategien der Mitarbeiterführung und der Kommunikation als auch Selbstführung und Formen von Kooperation sowie die Übernahme gesellschaftlicher Verantwortung werden auf ihren Beitrag zur Zukunftsfähigkeit befragt.

„Wir brauchen eine neue Generation glaubwürdiger Führungspersönlichkeiten: mitfühlende und aufrichtige Menschen, die verstehen, dass es in so einer Position darauf ankommt, den Mitmenschen und der Gesellschaft zu dienen. Die jeden einzelnen Tag ihre Werte erneut in die Tat umsetzen.(…) Führung beschränkt sich bei ihnen nicht auf den Intellekt, sondern betrifft – in einer ganzheitlichen Form des Führens –

© Springer Fachmedien Wiesbaden 2016
M. Amberg, *Führungskompetenz Achtsamkeit,* essentials,
DOI 10.1007/978-3-658-13474-7_1

1

die gesamte Persönlichkeit." fordert William George, Professor für Management und ehemaliger Hauptgeschäftsführer eines Medizintechnikunternehmens (2015, S. 199).

Führende internationale Unternehmen, zu deren Selbstverständnis es gehört, Innovationstreiber zu sein, haben inzwischen verschiedene achtsamkeitsbasierte Personalentwicklungsprogramme definiert und zur Anwendung gebracht, deren Ziel es ist, auf der Basis einer neuen Unternehmens- und Führungskultur das Unternehmen zukunftsfähig weiter zu entwickeln. Grundlage all dieser Programme ist „Achtsamkeit". Das vorliegende Buch legt dar, was sich hinter diesem Begriff und Konzept verbirgt und umreißt Möglichkeiten, die sich dadurch im Führungskontext ergeben.

In meiner Arbeit als Coach und Trainerin für Führungskräfteentwicklung und Betriebliches Gesundheitsmanagement erlebe ich Tag für Tag, wie Führungskräfte unter unübersichtlichen Rahmenbedingungen um gute Führung ringen. Ihnen allen, die mich teilhaben lassen an ihren Fragen und Erfahrungen und die auch mich und das, was ich zum Thema „Achtsamkeit" anbiete, immer wieder auf den Prüfstand ihrer alltäglichen beruflichen Praxis stellen, danke ich für vielfältige Denkanstöße und Anregungen.

Führung

2

Als Führungskraft kennen Sie das vielleicht:

Unmengen an Informationen, die schon am Morgen Ihren Mail-Account fluten; unterschiedlichste Aufgaben, die innerhalb kurzer Zeitspannen Ihre volle Aufmerksamkeit verlangen; Meetings über Meetings; Mitarbeiterinnen und Mitarbeiter, die Ihre Zeit in Anspruch nehmen; Projekte, die nicht rund laufen, weil Sie auf vielfältige Variablen nur sehr begrenzten Einfluss haben – und Sie stehen in der Verantwortung, all das und noch viel mehr „irgendwie" erfolgreich hinzukriegen.

Vielen Führungskräften geht es heute ähnlich, denn bei aller Unterschiedlichkeit der Geschäftsfelder zeichnet sich ein gemeinsamer Hintergrund ab:

2.1 Führung heute

Ob Wirtschaftsunternehmen oder Organisationen – in nahezu allen Feldern der Arbeitswelt ist zu beobachten, dass die Drehzahl sich permanent erhöht, gleichzeitig werden Aufgaben vielschichtiger und Zusammenhänge komplexer. Immer neue Umstrukturierungen und Anpassungen an neue ökonomische und politische Anforderungen sind in vielen Bereichen seit Jahren nicht mehr die Ausnahme, sondern die Regel. Und auch das Feld Mitarbeiterinnen und Mitarbeiter verlangt Führungskräften mehr ab als je zuvor – denken Sie beispielsweise nur an die Themen „Betriebliches Gesundheitsmanagement" oder „Vereinbarkeit von Beruf und Familie". Führungskräfte stehen vor der Aufgabe, das Unternehmen oder den Unternehmensbereich, für den sie Verantwortung tragen, sicher und gesund in die Zukunft zu bringen, ohne jedoch wirklich zuverlässig einschätzen zu können, wie

© Springer Fachmedien Wiesbaden 2016
M. Amberg, *Führungskompetenz Achtsamkeit*, essentials,
DOI 10.1007/978-3-658-13474-7_2

sich das komplexe Gefüge, in dem das Unternehmen sich bewegt, auswirkt auf die Rahmenbedingungen für ihre Aufgaben.

So kann z. B. ein eigentlich stabiles Unternehmen unversehens in eine bedrohliche Schieflage geraten, wenn es im Geschäftsfeld von Stammkunden unerwartete Verwerfungen gibt.

2.2   Führung = Leadership + Management

Lassen Sie uns zunächst einen Blick werfen darauf, was sich hinter dem Begriff „Führung" verbirgt:

Führung bezieht sich grundsätzlich auf zwei zentrale Dimensionen: Leadership und Management.

Leadership
Auf der Leadership-Ebene von Führung steht die zeitliche Dimension „Zukunft" im Fokus und die Aufgabenstellung „Strategie und Entwicklung": Es geht darum, Räume zu öffnen und das Unternehmen in die Zukunft zu bringen durch

- Denken und Handeln von der Zukunft her
- Mut und Kraft, sich auf Ungewissheit einzulassen
- Sinnstiftendes Begeistern
- Unterstützen der Mitarbeiterinnen und Mitarbeiter im Hinblick auf deren bestmögliche Potenzialentwicklung
- Bereitschaft, schöpferisch mit Unerwartetem umzugehen

Management
Zentral für die Management-Ebene von Führung ist die zeitliche Dimension „Gegenwart"; das Aufgabenfeld ist das operative Geschäft, denn es geht um die Sicherstellung von Wertschöpfung durch

- Bereitstellung von Ressourcen
- Organisation von Strukturen
- Fokussierung auf die anstehenden Aufgaben
- Planung und Organisation bedarfsgerechter Leistungserbringung
- Umgang mit oder Beseitigung von etwaigen Hindernissen für die Leistungserbringung
- Controlling

Je nach Position der Führungskraft im Unternehmen/Organisation sind die Leadership-Anteile oder die Management-Anteile größer. Doch Aspekte von beiden gehören zu Führung immer dazu: Eine Führungskraft, die im Sinne der Leadership große Zukunftsvisionen entwirft, aber keine Ahnung hat vom Tagesgeschäft im Unternehmen, wird im Unternehmen die Kräfte, die nötig sind, um die erwünschte Zukunft zu erreichen, nicht mobilisieren können. Ebenso wenig wird eine Führungskraft, die sich ausschließlich auf das Managen der täglich anfallenden Aufgaben beschränkt, so komplex und mühsam dies manchmal auch sein mag, die Mitarbeiterinnen und Mitarbeiter sinnstiftend motivieren können, über sich hinaus-zuwachsen, um Neues zu erschließen oder Unerwartetes kreativ und konstruktiv zu bewältigen.

2.3 Führen als Balanceakt

Die erfolgreiche Gestaltung von Führung muss also immer beide Dimensionen ein-beziehen und sich in Führungshandeln auf verschiedenen Ebenen konkretisieren: Kannicht und Schmid (2015, S. 65 f.) markieren mit fünf Begriffspaaren die Pole:

1. „Steuern versus Selbstorganisation": Hier geht es um „die Fähigkeit der Füh-rungskraft, sowohl Verantwortung zu übernehmen und Vorgaben zu machen als auch delegieren zu können und Eigenverantwortung von Mitarbeitern zu fördern"
2. „Taktik versus Authentizität": Auf dieser Ebene ist eine kontext-angemessene Balance zwischen strategisch-planvollem Vorgehen und Ehrlichkeit/Glaubwür-digkeit gefragt.
3. „Partnerschaft versus Chefposition": Hier geht es um die hohe Kunst, den Mitar-beiterinnen und Mitarbeitern wertschätzend und auf Augenhöhe zu begegnen ohne dass dabei die unterschiedliche Positionierung und Verantwortlichkeit in der Unternehmenshierarchie geleugnet wird.
4. „Anerkennung versus Kritik": Resonanz zu erhalten für das eigene Tun ist ein menschliches Grundbedürfnis. Resonanz – positive wie kritische – ermöglicht Orientierung und Weiterentwicklung der eigenen Fähigkeiten. Im Arbeitsalltag fällt es vielen Führungskräften schwer, Anerkennung angemessen zu äußern. Das gilt genauso auch für Kritik.
5. „Vision versus operative Nähe": Mit diesem Begriffspaar nehmen Kannicht und Schmid Bezug auf die weiter oben dargestellten Dimensionen „Leadership und Management".

Führung aktiv und bewusst zu gestalten bedeutet, die genannten Begriffspaare als „Landmarken" zu nehmen, zwischen denen immer wieder neu eine stimmige, situationsangemessene Balance gefunden werden muss. Dazu braucht es ein hohes Maß an Bewusstheit sowohl über das eigene Handeln und den Kontext, in dem es stattfindet, als auch über Beziehungen/Begegnungen und nicht zuletzt auch über die eigenen Intentionen.

Dabei stellen die heutigen gesamtgesellschaftlichen und ökonomischen Rahmenbedingungen Führende vor neue Arten von Herausforderungen:

Auf dem Hintergrund zunehmender Komplexität und multidimensionaler Wirklinien in globalisierten Wirtschaftsräumen ist eine Vorhersagbarkeit der äußeren Rahmenbedingungen für die Unternehmensentwicklung nur eingeschränkt gegeben. (Dies gilt übrigens auch für Unternehmen, die „nur" regional oder national tätig sind: Stellen Sie sich einmal einen Dienstleister vor, dessen Geschäft es ist, Mahlzeiten für die Kantine der örtlichen Niederlassung eines international aktiven Unternehmens zu liefern – was, wenn hier auf einmal wegen einer Wirtschaftskrise auf der anderen Seite des Globus Kurzarbeit angeordnet wird?)

Gleichzeitig sollen Führungskräfte jedoch intern einen verlässlichen Rahmen bereitstellen, in dem die Mitarbeiterinnen und Mitarbeiter ihre Leistung optimal erbringen können. Allerdings sind nicht nur die externen Variablen wie Absatz-, Kapital- und auch Arbeits-Märkte, Wettbewerber und gesetzliche Rahmenbedingungen eine Herausforderung für die Gestaltung von Führung, sondern auch diejenigen, die geführt werden sollen. Der Mensch ist, wie es systemisch-konstruktivistische Ansätze formulieren, eine „nicht-triviale Maschine" (siehe z. B. Heinz von Foerster 2001) – kurz gesagt, ein Wesen, dessen Verhaltensweisen nicht mit einer einfachen, linearen Ursache-Wirkungs-Formel beschrieben werden können. Die zunehmende Diversität von Lebensformen und Lebensplänen vereinfacht die Situation auch nicht. Wir haben es also auch hier mit einem hohen Maß an Komplexität bei reduzierter Vorhersagbarkeit zu tun.

Angesichts all dieser Rahmenbedingungen ist es kaum verwunderlich, wenn Unternehmensverantwortliche entscheiden, eher „auf Sicht zu fahren", sich vorwiegend an den nächsten Quartalszahlen zu orientieren und daraus Vorgaben für ihr Führungshandeln abzuleiten. Allerdings ist dies aus systemisch-konstruktivistischer Sicht eine Lösung erster Ordnung: Eine Lösung also, die zwar viel Energie und Aufmerksamkeit binden kann, um damit aktuelle Krisensymptome abzuwenden, aber keine zukunftsfähige Strategie zu einer nachhaltigen Zielerreichung darstellt. Dass die Unternehmens-Kennzahlen stetig im Blick behalten werden müssen, steht außer Frage. Sich darauf zu beschränken, bedeutet jedoch, den Fokus von Führung zu verschieben, weg von zukunftsorientierter Gestaltung, also Leadership, hin zu reinem Management. Eine derartige Fokusverschiebung birgt mittel- und langfristig bestimmte Risiken in sich, wie Fritz B. Simon beschreibt:

„So erstreckt sich die Aufgabe von Führung und Management nicht allein darauf, finanzielle Kalkulationen vorzunehmen, sondern Sinn als Währung und Kapital zu sehen, mit denen gewirtschaftet werden muss. Den Sinn eines Unternehmens aufs Spiel zu setzen ist genauso unverantwortlich wie die Vernichtung anderen Kapitals. Es gefährdet seine Identität und damit sein Überleben." (2004, S. 55)

2.4   Führung und Sinn

▶   „Sinn" meint die Bedeutung, die das eigene Sein und Tun verbindet mit etwas Größerem, das darüber hinaus geht *(Transzendenz)*, indem eine Person durch eigenes Handeln überdauernd etwas Wertvolles zu einem größeren Ganzen beiträgt *(Generativität)*, das mit den ethischen Werten dieser Person in Einklang steht.

Sinnerleben im Kontext der Arbeitswelt ist sowohl eine wichtige Ressource für kontinuierliches Arbeitsengagement (s.a. Höge und Schnell 2012) als auch für Resilienz. Dieser Begriff kommt ursprünglich aus der Werkstoffkunde und beschreibt dort die Fähigkeit von Material, nach der Einwirkung von physikalisch-verformenden Kräften wieder in seine Ursprungsform zurück zu finden. Im Kontext der Psychologie meint „Resilienz" die Fähigkeit, so mit potenziellen Stressfaktoren wie Belastungen, Anforderungen und kritischen Ereignissen umzugehen, dass daraus keine fortdauernden Beeinträchtigungen der psychischen und ggf. auch der körperlichen Gesundheit resultieren. Im übertragenen Sinn gilt dies nicht nur für Einzelpersonen, sondern auch für Unternehmen und Organisationen.

Unvorhersehbarkeit, Komplexität und die verunsichernde Erfahrung, dass bisherige Handlungsweisen nicht mehr zuverlässig zum erwünschten und angestrebten Ziel führen, sind Merkmale der heutigen dynamischen Wirtschafts- und Arbeitswelt. Mit diesem Befund und seinen Auswirkungen auf das persönliche Befinden müssen sowohl Arbeitnehmerinnen und Arbeitnehmer als auch Führungskräfte umgehen. Sie können von den Beteiligten entweder als anregende und aufregende Herausforderung oder als bedrohliche Überforderung erlebt werden. Das gilt sowohl für Führungskräfte als auch für Mitarbeiterinnen und Mitarbeiter ohne Führungsverantwortung.

Das Stressreaktionssystem mit all seinen psychophysischen Facetten springt an, wenn Situationen als gefährlich und bedrohlich wahrgenommen werden. Dies geschieht umso wahrscheinlicher, je weniger die Lage und die damit verbundenen Anforderungen als planbar, überschaubar und damit als handhabbar erlebt werden. Das menschliche Bewusstsein assoziiert solche Situationen mit

Angst und Gefahr und ordnet derartige Erfahrungen als Bedrohungen ein, die abgewehrt werden müssen, um Sicherheit und inneres Gleichgewicht wieder herzustellen. Der von Simon benannte „Sinn eines Unternehmens" stellt in diesem Zusammenhang einen essenziellen und existenziellen Orientierungsrahmen dar, der es den Mitarbeiterinnen und Mitarbeitern ermöglicht, die Herausforderungen, die Veränderungen mit sich bringen, konstruktiv einzuordnen, ihr Handeln daran auszurichten und dadurch das Stresserleben soweit zu reduzieren, dass es nicht als bedrohlich, sondern im Großen und Ganzen als handhabbar erfahren wird.[1] Gerade in Zeiten von Veränderung ist dies immens wichtig, denn das menschliche Gehirn ist unter einem Übermaß an Stress, der der Gefahrenabwehr dient, nicht in der Lage, neue Lösungen zu entwickeln, neue Erfahrungen zu machen, zu verarbeiten und zu integrieren. Doch um in unsicheren Zeiten ein Unternehmen sicher in die Zukunft zu bringen, braucht es auf allen Ebenen Menschen, die in der Lage sind, mit dem am Horizont auftauchenden Neuen konstruktiv, kreativ und kooperativ umzugehen.

Führung hat hier die Aufgabe, Sinnstiftung zu leisten und die Bedeutung dessen, was zu tun ist, zu formulieren. Allerdings ist dies kein monologischer Akt, sondern ein dialogischer Prozess. „Sinn" eines Unternehmens ist nichts, was in einer einmaligen Aktion (üblicherweise bei der Leitbildformulierung im Rahmen von Qualitätsmanagement-Konzepten) Schwarz auf Weiß festgeschrieben werden kann. „Sinn", der sinnstiftend wirkt auch in schwierigen Zeiten muss in lebendiger Auseinandersetzung mit der gerade gegebenen Wirklichkeit immer wieder neu mit Leben gefüllt werden, und dabei als überdauernder „Roter Faden" erkennbar bleiben, in dessen Kontext die Beteiligten ihr Tun als bedeutsam einordnen können. Diese Aufgabe muss die Führungskraft nicht nur für ihre Mitarbeiterinnen und Mitarbeiter gestalten, sondern auch für sich selbst, um in der unruhigen See sich schnell ändernder Rahmenbedingungen einen sinnstiftenden Kompass für das eigene Tun verfügbar zu haben. Damit Sinn und Orientierung als notwendige Ressourcen nicht auf der Strecke bleiben, ist es unverzichtbar, immer wieder bewusst innezuhalten, mit klarem Blick auf die Gegebenheiten zu schauen und sie in Beziehung zu setzen zu dem angestrebten Sinn.

---

[1]Aaron Antonowsky hat diese Zusammenhänge grundlegend erforscht und in seinem Konzept der Salutogenese (1997) unter dem Begriff „Kohärenz" dargestellt.

2.5 Rahmenbedingungen von Führung heute

Die Rahmenbedingungen von Führung heute lassen sich also wie folgt zusammenfassen:

- Organisationen/Unternehmen als Feld von Führungshandeln sind hochkomplexe, nicht-triviale Systeme, die wiederum in und mit hochkomplexen globalisierten Zusammenhängen interagieren.
- Ebenso sind die dort vorzufindenden Menschen nicht-triviale Systeme, die sich eher ausnahmsweise berechenbar verhalten.
- Die Menge der zu verarbeitenden Informationen hat sich vervielfacht.
- Das Tempo, in dem sich Bedingungen und Anforderungen ändern, hat sich stark beschleunigt.
- So können auch „einfache" Entscheidungen komplexe und überraschende Wechselwirkungen nach sich ziehen.
- Angesichts hochkomplexer Rahmenbedingungen, mit denen tagtäglich umzugehen ist, besteht die Gefahr, dass die Ressource „Sinn" aus dem Blick gerät.
- Entwicklungen sind nicht mehr selbstverständlich und zuverlässig vorhersagbar
- und die Zukunft ist nicht zuverlässig aus der Vergangenheit hochrechenbar.
- Das Einzige, was zuverlässig eintritt, ist das Unerwartete.

Bernhard Krusche kommentiert die Lage wie folgt:
„Nicht Führung an sich, sondern das traditionelle Führungsverständnis, das von der prinzipiellen Berechenbarkeit der Verhältnisse ausging, und sich auf die Wirksamkeit der eigenen Wirkung vorbehaltlos verlassen konnte, ist in die Krise geraten." (2008, S. 10)
Im Rahmen des Forums Neue Führung wurden 400 Führungskräfte in Deutschland in Tiefeninterviews zum Thema Führung befragt. Hierbei zeigte sich, dass den meisten Befragten sehr bewusst ist, dass die alten Konzepte nicht mehr zukunftstauglich sind, weil sie weder flexibel und smart genug sind, um erfolgreich mit wachsender Dynamik und Komplexität umzugehen noch attraktiv genug um qualifizierte Fachkräfte an das Unternehmen zu binden (INQA 2012).

Führung gestalten 3

Das klassische Verständnis von Führungskompetenz als nicht zu hinterfragende persönliche Begabung, die die Führungskraft befähigt, die richtigen Entscheidungen zu treffen, hat umso mehr an Geltung und Wirkkraft verloren, je komplexer und je weniger vorhersagbar die Rahmenbedingungen für Führung wurden. Gleichwohl wird immer wieder der Ruf nach charismatischen Einzelpersönlichkeiten laut, die weise Anordnungen treffen und so das Schiff wie ein allwissender Kapitän durch die raue See der Komplexität in den sicheren Hafen steuern. (Zum Thema Charisma und Führung s.a. Krusche 2008, S. 124). Möglicherweise fällt Ihnen aus den zurück liegenden Jahren das eine oder andere Beispiel ein, wo Wirtschaftskapitäne mit diesem klassischen Rollenverständnis ihr Unternehmensschiff nicht in den sicheren Hafen manövrierten, sondern in existenzbedrohende Schieflagen brachten.

Entsprechend fordern mehr als drei Viertel der im Rahmen des Forums Neue Führung befragten Führungskräfte einen grundlegenden Paradigmenwechsel in der Führungskultur ein (INQA 2012, S. 10), in dessen Fokus Themen und Aufgaben stehen wie Flexibilität, Netzwerkorganisation, Umgang mit ergebnisoffenen Prozessen, Kooperation, Mitarbeiterbindung und Gesellschaftliche Verantwortung.

Das verlangt jeder einzelnen Führungskraft jenseits fachlicher Expertise vielfältige Kompetenzen ab:

© Springer Fachmedien Wiesbaden 2016
M. Amberg, *Führungskompetenz Achtsamkeit*, essentials,
DOI 10.1007/978-3-658-13474-7_3

3.1 Selbstkompetenz

Wenn wir uns vergegenwärtigen, wie komplex unsere Welt und damit die Rahmenbedingungen für Entscheidungen geworden sind, ist nachvollziehbar, warum viele Menschen sich nach einer charismatischen Führungsperson, sei es im Feld der Wirtschaft, sei es im Feld der Politik, sehnen. Ebenso wird schnell deutlich, dass eine Einzelperson, über welche Fähigkeiten auch immer sie verfügen mag, solche Erwartungen nicht erfüllen kann. Dennoch kann dieses Bild von Führung sehr ver-führerisch sein – für die Führenden und für die Geführten. Die Sehnsucht nach Rettern und Helden wächst vielleicht gerade in unsicheren Zeiten.

Umso wichtiger ist es, Führung so zu gestalten, dass Gefahren, die in dieser Art der Ver-Führung liegen, minimiert werden.

Grundlage dafür ist zunächst die explizite Bereitschaft der einzelnen Führungskraft zur fortlaufenden Selbstreflexion. Nur, wenn das eigene innere Befinden mit Bedürfnissen und Intentionen der Selbstwahrnehmung zugänglich ist, entsteht die Möglichkeit, das eigene Führungshandeln kritisch zu reflektieren und zu prüfen, ob es sich im Einklang mit dem auf die Zukunft gerichteten Sinn des Unternehmens befindet.

Eine weitere wesentliche Komponente der Selbstkompetenz ist der Zugang zu eigenen inneren Ressourcen, die eine lebendige innere Stabilität gerade in unsicheren Zeiten ermöglichen, weil sie Selbstwert und Selbstbewusstsein unabhängig von Status und äußeren Erfolgen erfahrbar machen.

Je weniger vorhersagbar die äußeren Rahmenbedingungen sind, umso mehr kommt es zudem auf eine reflektierte Selbstführung an. „Selbststeuerung ist ganzheitliche Selbstfürsorge und besteht in der Kunst, Impulse *und* deren Kontrolle miteinander zu verbinden" (Bauer 2015, S. 15). Dabei werden auch unterschiedliche Perspektiven einbezogen, die künftige Ziele ebenso umfassen wie die Interessen anderer.

3.2 Beziehungskompetenz

Wenn nun das Bild des starken, allwissenden Kapitäns, der einsam auf der Brücke steht und das Schiff durch alle Stürme steuert, nicht mehr passt, kommt dem Miteinander in Führung eine neue essenzielle Bedeutung zu. Kompetenzen wie Teamfähigkeit, Dialogfähigkeit und Beziehungsfähigkeit treten in den Vordergrund. Kommunikation muss in diesem Kontext neu gedacht und gestaltet werden: Anstelle klassischer rhetorischer Fähigkeiten tritt die Bereitschaft zu Begegnung und Präsenz als Grundlage für gelingende Kommunikation. Geistes-gegenwärtiges Hinhören und Zuhören hat Vorrang vor Top-down-Ansagen. Voraussetzung dafür ist die Bereitschaft, eigene Ideen und vorgefasste Meinungen einmal beiseite zu lassen und die Expertise der Gesprächspartner und -Partnerinnen ernst zu nehmen. Hier muss die Führungskraft den Mut aufbringen, sich als Person zu zeigen, die nicht unbedingt mehr und besser weiß als die anderen Beteiligten, sondern zunächst einmal getrieben ist vom Wunsch, zu verstehen, was die andere Seite meint. Die Fähigkeit, sich in andere einzufühlen und die Situation einmal mit deren Augen zu betrachten, ist hier unabdingbar. Das gilt für die Kommunikation sowohl innerhalb einer Hierarchieebene als auch zwischen unterschiedlichen Hierarchieebenen und für interne Kommunikationsprozesse ebenso wie für nach außen adressierte. Der kommunikative Austausch ist aus dieser Perspektive zunächst ein ergebnisoffener Prozess, in dem dann aus den unterschiedlichen Beiträgen und Ansichten gemeinsames Wissen entsteht als Grundlage für die Aufgaben, die zu bewältigen sind. Das bedeutet allerdings nicht, dass die Führungskraft sich zurückziehen kann aus der Verantwortung für die Entscheidungen, die zu treffen sind.

## 3.3	Veränderungskompetenz

Als Führungskraft die Entwicklung auf eine gute Zukunft hin aktiv zu betreiben und zu verantworten, braucht ein hohes Maß an Veränderungskompetenz. Mit dem klassischen Gestaltungswillen, der Führungskräften zugeschrieben wird, ist es angesichts der beschriebenen heutigen Rahmenbedingungen nicht mehr getan, denn die daraus resultierenden Herausforderungen können nur gemeistert werden, wenn Führungskräfte bereit sind, ihr Handeln „von der Zukunft her" (Scharmer 2009) zu denken und zu gestalten. Das bedeutet allerdings nicht, diese Zukunft in Form von Unternehmenskennzahlen für die nächste Dekade hochzurechnen und fortzuschreiben auf der Basis der bisherigen Zahlen und Strategien. Vielmehr geht es darum, das Unternehmen und das eigene Handeln wahrzunehmen im Kontext gesellschaftlicher Entwicklung und zu fragen, wie der eigene Beitrag zu einer wünschenswerten Zukunft aussehen kann. Hier kommt der weiter oben erwähnte „Sinn des Unternehmens" wieder ins Spiel. Die Autoren des Forums Neue Führung konstatieren als ein Ergebnis aus ihren Interviews mit Führungskräften eine zunehmende Bedeutung gesellschaftlicher Themen und sozialer Verantwortung von Unternehmen. Dazu braucht es den Mut, bisherige Strategien auf den Prüfstand zu stellen und die Bereitschaft, sich ggf. davon zu verabschieden, auch in Form von unpopulären Entscheidungen – oder anders ausgedrückt, die Bereitschaft, die Komfortzone des Vertrauten zu verlassen und sich statt dessen auf Ungewissheit und ergebnisoffene Prozesse einzulassen.

Zukunftsfähige Führungskompetenz umfasst also die Kompetenzbereiche Selbstkompetenz, Beziehungskompetenz und Veränderungskompetenz, in Abb. 3.1 noch einmal als Überblick zusammengefasst:

<table>
<tr><td colspan="3" align="center">Führungskompetenz</td></tr>
<tr>
<td valign="top">

- Selbstwahrnehmung
- Kontinuierliche Selbstreflexion
- Zugang zu eigenen inneren Ressourcen
- Innere Stabilität
- Selbststeuerung

</td>
<td valign="top">

- Teamfähigkeit
- Dialogfähigkeit
- Präsenz
- Geistes-gegenwärtiges Zuhören statt Top-down-Ansagen
- Einfühlung in die Perspektive anderer
- Bereitschaft, die Expertise anderer ernst zu nehmen

</td>
<td valign="top">

- Mut zu ergebnisoffenen Prozessen
- Intuition
- Entscheidungsbereitschaft
- Bereitschaft, von der Zukunft her zu denken und zu handeln
- Offenheit für Unerwartetes

</td>
</tr>
<tr>
<td align="center">Selbst-
kompetenz</td>
<td align="center">Beziehungs-
kompetenz</td>
<td align="center">Veränderungs-
kompetenz</td>
</tr>
</table>

Abb. 3.1 Führungskompetenz (Grafische Gestaltung aller Abbildungen in diesem Buch: Ulla Amberg / www.zonamedia.de)

Wie kann es gelingen, diese Kompetenzen zu aktivieren und zu entwickeln in einer Umgebung, deren Landmarken sind:

- hohe Komplexität,
- eingeschränkte Berechenbarkeit
- große Wahrscheinlichkeit für Unerwartetes

Karl E. Weick und Kathleen M. Sutcliffe haben ausführlich untersucht, was erfolgreiche Führungskräfte von Unternehmen und Organisationen tun, deren Kerngeschäft es ist, mit Unerwartetem umzugehen. Ihr Resümee:

„Wie wir aufgezeigt haben, bedeutet das Management des Unerwarteten, daß man sowohl auf das Erwartete als auch auf das Unerwartete achtet. Es bedeutet auch, daß man aufmerksam auf die Ereignisse schaut, die außerhalb dieser Konstrukte liegen. Wenn diese Beschreibung allmählich so klingt wie „Achten Sie auf alles!" kommt das der Sache ziemlich nahe." (2007, S. 154)

Achtsamkeit 4

„Achten Sie auf alles" verweist direkt auf den Begriff „Achtsamkeit", der derzeit, etwas verkürzend, vor allem mit Stressreduktion in Verbindung gebracht wird.

> ▶ Der Begriff „Achtsamkeit" meint die bewusste Lenkung der eigenen Aufmerksamkeit auf den gegenwärtigen Augenblick, verbunden mit einer nichtwertenden Grundhaltung und der Bereitschaft, nicht sofort und automatisch auf das Wahrgenommene zu reagieren.

Zum gegenwärtigen Augenblick gehören jeweils sowohl die äußere Situation als auch die innere Situation:

Anhand der Abb. 4.1 wird deutlich, dass das Bewusstsein im Achtsamkeitsmodus einen doppelten Fokus hat:

Zur äußeren Situation gehören Faktoren wie Raum, Zeit, anwesende Akteure und Setting (z. B. Teamsitzung – Mitarbeiterjahresgespräch – Budget-Verhandlungen).

Zur inneren Situation gehören Körperempfindungen, Gedanken, Gefühle und Handlungsimpulse. Je nach Anlass (Alltag/Gespräch/Meditation ...) wird eher die äußere oder die innere Situation im Vordergrund der Aufmerksamkeit stehen.

Diese beiden Sphären stehen nicht unverbunden nebeneinander, denn im eigenen Wahrnehmungssystem ankommende Sinneseindrücke und die eigene Reaktion darauf bilden eine verbindende Brücke.

All dies gilt es im jeweils gegenwärtigen Augenblick wahrzunehmen, ohne es zu bewerten. Neben dem, was über das achtsame Gewahrsein in die bewusste Wahrnehmung tritt, enthält jeder Augenblick auch Elemente, die in einem gegebenen

© Springer Fachmedien Wiesbaden 2016
M. Amberg, *Führungskompetenz Achtsamkeit*, essentials,
DOI 10.1007/978-3-658-13474-7_4

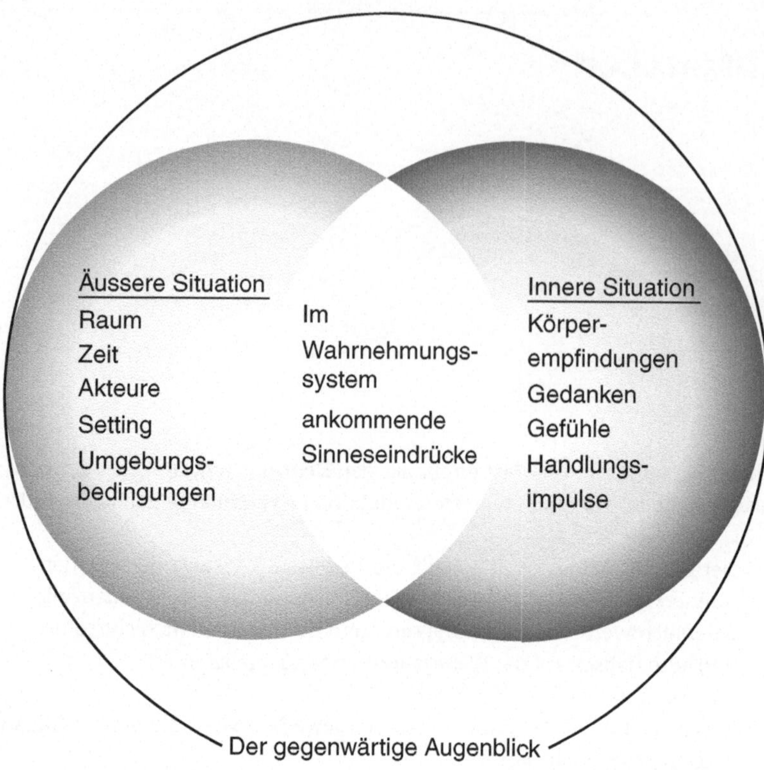

Abb. 4.1 Der gegenwärtige Augenblick

Moment nicht der bewussten Wahrnehmung zugänglich sind – in der Grafik in Abb. 4.1 ausgedrückt durch die freien Bereiche im Außenkreis.

Eine Haltung der Achtsamkeit zu praktizieren, bedeutet, die gegebene Situation so gut und umfassend es gerade möglich ist, mit freundlicher Neugier vorurteilsfrei zu erforschen und das, was ist, zu akzeptieren.

Häufig wird der Begriff „Achtsamkeit" im Kontext der buddhistischen Kultur verortet. Dort gibt es sicher die ausgeprägteste und differenzierteste Tradition, das Konzept Achtsamkeit mit Inhalt und Leben zu füllen. Doch jenseits von allen weltanschaulichen Einbettungen ist Achtsamkeit zunächst einmal eine Fähigkeit, die grundsätzlich als Möglichkeit im menschlichen Bewusstsein angelegt ist. Wie so viele Fähigkeiten stellt sie ein Potenzial dar, und jede Person muss für sich selbst entscheiden, ob und wie weit dieses Potenzial im eigenen Leben Raum und Bedeutung erhalten soll.

Komponenten der Achtsamkeit

Achtsamkeit lässt sich mit den folgenden Komponenten genauer beschreiben, die in Abb. 5.1 dargestellt sind.

Abb. 5.1 Komponenten der Achtsamkeit

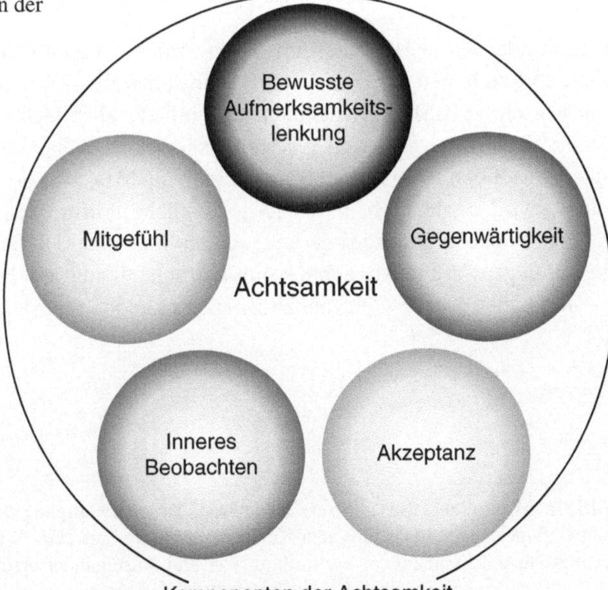

© Springer Fachmedien Wiesbaden 2016
M. Amberg, *Führungskompetenz Achtsamkeit*, essentials,
DOI 10.1007/978-3-658-13474-7_5

5.1   Bewusste Aufmerksamkeitslenkung

Das menschliche Bewusstsein ist in der Lage, aus der umgebenden Wirklichkeit gezielt einzelne Wahrnehmungsinhalte in den Fokus zu nehmen. Im Sinne der Achtsamkeit gilt es dabei, immer wieder eine Balance herzustellen zwischen der Konzentration auf den Inhalt, der gerade als zentral ausgewählt wurde, und der offenen Aufmerksamkeit für das, was außerdem noch „drum herum" ist und dadurch zum gegenwärtigen Augenblick gehört. Die Herausforderung ist, das, was „außerdem" noch zum gegenwärtigen Augenblick gehört, wahrzunehmen, ohne sich mit der eigenen Aufmerksamkeit darin zu verlieren. Hier liegt ein wesentlicher Unterschied zwischen Konzentration und Achtsamkeit. Objekt der bewussten Aufmerksamkeit kann alles sein: der eigene Atem; eine alltägliche Tätigkeit wie Essen, Gehen oder Zähneputzen; aber auch das Mitarbeitergespräch; die Suche nach der Lösung einer beruflichen Aufgabe oder eine formelle Meditationsübung. Das „Drumherum" kann dann (siehe Abb. 4.1) z. B. bestehen aus Sinneseindrücken, Gedanken, Gefühlen oder reaktiven Handlungsimpulsen.

5.2   Gegenwärtigkeit oder Präsenz

Sich mit der Aufmerksamkeit im gegenwärtigen Augenblick einzufinden und sie dann dort zu halten, ist eine Aufgabe, die Jon Kabat-Zinn, der vor fast 40 Jahren das Konzept MBSR[1] entwickelt hat, „einfach, aber nicht leicht" (2007, S. 21) nennt: „Einfach" ist es, weil wir weder spezielle Geräte noch Räume noch Techniken benötigen, um aufmerksam zu sein für das, was jetzt gerade ist. „Nicht leicht" wird es dadurch, dass die gedankliche Aufmerksamkeit meist auf Vergangenes oder Zukünftiges gerichtet ist und uns dadurch die winzige Zeitspanne, die der gegenwärtige Augenblick umfasst, schnell aus dem Blick gerät.

Hier haben Sie die Gelegenheit zu einem kleinen Selbstversuch:

---

[1]MBSR: **M**indfulness **B**ased **S**tress **R**eduction: Stressbewältigung durch Achtsamkeit - Ein achtwöchiges angeleitetes Gruppen-Kursprogramm, das aus einer Kombination von angeleiteten Achtsamkeitsübungen, Vermittlung von und Auseinandersetzung mit stressrelevanten Themen sowie verschiedenen Übungen besteht, die regelmäßig im Alltag durchzuführen sind.

> **Übung: Den Augenblick wahrnehmen**
>
> Sie lesen diesen Text – auf Papier oder digital.
> Wo befinden Sie sich während Sie dies lesen?
> Stehen, sitzen oder liegen Sie?
> Ist es bequem?
> Halten Sie ein Buch oder ein digitales Endgerät in der Hand?
> Wie fühlt sich das Objekt in Ihrer Hand an?
> Geht Ihr Atem schnell oder langsam, flach oder tief?
> Welche Gedanken/Gefühle/Handlungsimpulse nehmen Sie wahr, während
> Sie dies lesen?
>
> Was konnten Sie entdecken bei diesem kleinen Experiment? Möglicherweise sind Sie erstaunt, wie viele und wie unterschiedliche Gedanken da in so kurzer Zeit wahrnehmbar werden. Oder Sie haben Gefühle wie Langeweile (was soll an diesem Experiment spannend sein?) oder Ungeduld (wann geht es endlich weiter?) bei sich bemerkt.....Ist es Ihnen gelungen bei dieser Aufgabe zu bleiben – oder sind Ihre Gedanken vorausgeeilt zu dem, was als Nächstes und Übernächstes auf Ihrer To-do-Liste steht?

5.3   Akzeptanz

Eine der größten Herausforderungen, die die Achtsamkeit mit sich bringt, ist die Instruktion, allem, was in den bewussten Wahrnehmungsraum kommt, mit Akzeptanz zu begegnen ohne es zu bewerten und ohne darauf reflexartig und automatisiert zu reagieren (Nicht-Reaktivität): Ganz gleich, ob es sich um ein schönes Kompliment oder die sarkastisch-feindselige Bemerkung eines Kollegen handelt; um einen neuen Auftrag oder die destruktive Kritik eines Bestandskunden – Akzeptanz heißt, wahrnehmen, was ist, und annehmen, was ist. Damit ist allerdings keineswegs eine passiv-fatalistische Haltung gemeint, sondern vielmehr eine radikale und wache Hinwendung zur Realität, die einher geht mit der Bereitschaft, auf Bewertungen, Dramatisierungen und auch Beschönigungen zu verzichten, welche eine klare Wahrnehmung dessen, was ist, erschweren oder verhindern können. Eine solcherart achtsame Bestandsaufnahme der Situation, der Umstände und auch des eigenen Umgehens damit stellt die unverzichtbare Grundlage dar, um fundierte

Entscheidungen treffen und zukunftsfähige Lösungen und Veränderungen entwikkeln zu können.

Übrigens: Wenn Sie sich darauf einlassen, Achtsamkeit zu praktizieren, werden Sie sich wahrscheinlich häufiger als Ihnen lieb ist bei Bewertungen, Beschönigungen und ähnlichem ertappen – dann geht es genau darum, dies achtsam wahrzunehmen als Teil des gegenwärtigen Augenblicks, ohne es zu bewerten, und sich durch Inneres Beobachten wieder ein wenig befreienden Abstand davon zu verschaffen.

5.4   Inneres Beobachten

Hinter dieser Komponente verbirgt sich sicher eine der faszinierendsten Eigenschaften des menschlichen Bewusstseins, nämlich seine Fähigkeit, die eigenen Aktivitäten in Echtzeit wahrzunehmen und zu reflektieren. Das menschliche Bewusstsein produziert ständig Aktivitäten - Gedanken, Gefühle oder Handlungsimpulse. In dem kleinen Experiment weiter oben ging es darum, die Aufmerksamkeit einmal bewusst auch auf diese Elemente des gegenwärtigen Augenblicks zu lenken. Im Alltag nehmen wir sie häufig nicht bewusst wahr. Dennoch beeinflussen sie unser Befinden ebenso wie unsere Entscheidungen und unser Verhalten. Umso wichtiger ist es, im Alltag immer wieder bewusst innezuhalten und aufmerksam und freundlich-interessiert die Aktivitäten des eigenen Bewusstseins wahrzunehmen, ohne sie zu bewerten und ohne sofort „irgendetwas" damit tun zu wollen. Shauna Shapiro und Linda Carlson (2011, S. 50) nennen das „Selbst-Attunement", mit der (eigenen) inneren Erfahrung in Kontakt sein.

5.5   Mitgefühl

Diese Komponente grundiert die achtsame Haltung.

> „Mitgefühl" meint die anteilnehmende Wahrnehmung von anderen, also den Versuch, das Befinden eines empfindungsfähigen Wesens auf der emotionalen Ebene umfassend zu erspüren und zu begreifen, ohne allerdings damit zu verschmelzen. Diese Haltung geht im Kontext gelebter Achtsamkeit notwendig einher mit Wohlwollen, was wörtlich zu verstehen ist als Wunsch, dass es dem/den anderen wohl ergehen möge.

Im menschlichen Bewusstsein ist auch die Möglichkeit angelegt, sich selbst mitfühlend, anteilnehmend und wohlwollend wahrzunehmen. Diese Fähigkeit hängt in doppeltem Sinne zusammen mit der vorhergehend beschriebenen Komponente, dem Inneren Beobachten: Indem die Aufmerksamkeit freundlich-interessiert und beobachtend auf das eigene innere Geschehen gelenkt wird, kann auch das eigene emotionale Befinden ganz bewusst wahrgenommen werden ohne darin unterzugehen. Und umgekehrt sorgt erst eine wohlwollende und mitfühlende Haltung dafür, dass das, was im Zuge des Inneren Beobachtens in die bewusste Wahrnehmung tritt, nicht zu innerer Bedrängnis wird, sondern Freiräume für Entwicklung und Veränderung erschließt. Mitgefühl für sich selbst und andere spielt im Rahmen der achtsamen Gefühls- und Stress-/Spannungsregulierung eine wichtige Rolle. Edel Maex, einer der Pioniere der Stressbewältigung durch Achtsamkeit in Belgien, bezeichnet diese Haltung als „Milde": „Ohne Milde artet Achtsamkeit in Grausamkeit aus. Bei angenehmen Erfahrungen gelingt es noch gut, achtsam und gegenwärtig zu bleiben. Doch was geschieht bei unangenehmen Erfahrungen? Um (.........) Ihre Unzulänglichkeiten, alles, was Sie lieber nicht hätten, mit offener Aufmerksamkeit zu betrachten, dafür haben Sie grenzenlos viel Milde und Respekt nötig." (2009, S. 119)

Achtsamkeit als radikale Hinwendung zur Wirklichkeit   6

Im Alltagsverständnis wird Achtsamkeit oftmals – über die assoziative Gleichsetzung mit bestimmten Formen der Meditation – als eine Art Distanzierung vom täglichen Leben gesehen, verbunden mit dem zeitweisen Rückzug in Klöster, Meditationszentren o. ä.

Im Coaching sitzen mir immer wieder Führungskräfte gegenüber, die im Rahmen solcher Auszeiten sehr wertvolle Erfahrungen für sich gemacht haben, gerade, weil sie dort außerhalb des herausfordernden Alltags die Möglichkeit gefunden haben, durch das Praktizieren verschiedener Meditationen einmal inne zu halten, bei sich zu sein und so wieder zu mehr innerer Klarheit zu finden. Zurück im Alltag entstehen dann oftmals innere Konflikte, weil sie die während der Auszeit gemachten wertvollen Erfahrungen nicht missen möchten, aber nicht wissen, wie sie diesen in ihrer beruflichen Welt Raum geben können.

Auch in der Achtsamkeitspraxis geschieht eine Distanzierung, allerdings nicht durch ein Verlassen und Ausblenden des Alltags, sondern durch das beschriebene nicht wertende Beobachten des gegenwärtigen Augenblicks in seinen verschiedenen Aspekten. Die Bewusstseins-Aktivität „Beobachten" beinhaltet grundsätzlich ein Moment der Distanzierung, der Nicht-Verschmelzung mit dem, was gerade ist, während die Aufmerksamkeit bewusst auf die Wahrnehmung dessen, was ist, gelenkt wird. Sich der eigenen Empfindungen, Gedanken, Gefühle während des Beobachtens bewusst zu sein, bringt immer wieder die Tatsache in Erinnerung, dass Wirklichkeit nicht unabhängig von einem wahrnehmenden Wesen wahrgenommen werden kann. Da soweit als möglich auf ein Auswählen und Bewerten verzichtet wird, gelingt durch eine von Achtsamkeit geprägte Haltung ein umfassenderer und

© Springer Fachmedien Wiesbaden 2016
M. Amberg, *Führungskompetenz Achtsamkeit*, essentials,
DOI 10.1007/978-3-658-13474-7_6

facettenreicherer Blick auf die Wirklichkeit. *„Ich möchte die Wirklichkeit endlich so wahrnehmen, wie sie ist"* antwortete ein Ingenieur, den ich nach seinem Anliegen für die Teilnahme an einem Achtsamkeitstraining fragte.

Achtsamkeit zu praktizieren bedeutet somit durch bewusste Aufmerksamkeitslenkung in Verbindung zu treten mit der Wirklichkeit des gegenwärtigen Augenblicks und gleichzeitig ein klein wenig Abstand dazu zu behalten, jener Abstand, der vonnöten ist, damit Wahrnehmung stattfinden kann. Durch das Beiseitelassen von Wertungen und (automatischen) Reaktionen öffnet sich ein Raum, in dem die Wirklichkeit in ihrem So-Sein sich zeigen kann.

Achtsamkeit als Haltung 7

Die Wirklichkeit so, wie sie ist, besteht aus Anteilen, die uns angenehm sind, ebenso wie aus Aspekten, die uns gleichgültig sind, und auch aus solchen, die uns vielleicht sogar so unangenehm sind, dass wir es vorziehen würden, nichts davon zu merken. Und dennoch gilt „achten Sie auf alles" (s. o.). Weiter geführt bedeutet dieser Gedanke, dass Achtsamkeit etwas anderes ist einfach ein weiteres Tool, das bei Gelegenheit Anwendung findet und darüber hinaus keine Bedeutung hat.

Selbstverständlich ist es auch möglich – und durchaus wohltuend – gelegentlich die eine oder andere Achtsamkeitsübung durchzuführen. Achtsamkeit ist in diesem Zusammenhang dann eine mögliche Methode, um etwas für das eigene Wohlbefinden zu tun. Doch ihre volle Unterstützungskraft sowohl in der privaten wie auch in der beruflichen Sphäre kann Achtsamkeit erst dann entfalten, wenn sie zur gelebten inneren Haltung wird, wenn also das bewusste Wahrnehmen dessen, was ist, jedem gegenwärtigen Augenblick gilt und nicht nur punktuell und episodisch während bestimmter Übungen (dazu weiter unten mehr) stattfindet.

Was diese Unterscheidung betrifft, lassen sich die Erfahrungen, von denen Teilnehmende meiner MBSR-Kurse in den Nachgesprächen berichten, so zusammenfassen:

- Achtsamkeit einigermaßen regelmäßig in Form bestimmter Übungen zu praktizieren, ermöglicht Distanzierung und Entspannung in anstrengenden Zeiten und damit eine bessere Selbstsorge (Methode).

© Springer Fachmedien Wiesbaden 2016
M. Amberg, *Führungskompetenz Achtsamkeit*, essentials,
DOI 10.1007/978-3-658-13474-7_7

- Sich von Achtsamkeit als innerer Haltung im Alltag begleiten zu lassen, führt zu größerer Klarheit über das eigene Wollen und Handeln, zu authentischeren Beziehungen und zu neuen Möglichkeiten der Selbstführung (Haltung).

Im Kontext von Achtsamkeit wird oft unterschieden zwischen den Modi „Tun" und „Sein". Achtsamkeitsübungen regelmäßig oder gelegentlich als Tool zu nutzen, um etwas Bestimmtes zu erreichen wie mehr Konzentration, besseren Schlaf, Regulierung unliebsamer Gefühle, ist in diesem Diskurs dem Modus des TUNs zugeordnet: Jemand entscheidet aktiv, eine bestimmte Übung zu machen, um ein erwünschtes Ziel für sich zu erreichen. Die grundsätzliche Herangehensweise dabei entspricht genau dem üblichen und in der Berufswelt geforderten Verhalten, es geht darum, anzupacken, gezielt das „Richtige" (?) zu tun, um erfolgreich einen suboptimalen Zustand „A" in einen besseren Zustand „A +" zu verwandeln.

Im Kontrast dazu verlangt Achtsamkeit als innere Haltung die Bereitschaft, dem aktiven Tun nicht automatisch immer die erste Priorität einzuräumen. Vielmehr geht es darum, sich auf den gegenwärtigen Augenblick einzulassen und Geistes-Gegenwärtigkeit zu praktizieren, also mit dem eigenen Geist bei dem zu SEIN, was jetzt gerade ist, ohne zu bewerten und ohne sofort und automatisch mit einer aktiven Handlung das, was als unangenehm/negativ wahrgenommen wird, verändern zu wollen oder das, was als angenehm/positiv bewertet wird, festhalten zu wollen.

Zugespitzt können wir dies als aktives Nicht-Tun bezeichnen.

Achtsamkeit als Übungsweg 8

Achtsamkeit als Innere Haltung erschließt neue Zugänge, um die Wirklichkeit umfassender und differenzierter wahrzunehmen und so für die Gestaltung des eigenen Handelns eine neue Basis zu finden, die sich gerade in Kontexten mit einem großen Maß an Unsicherheit als tragfähig erweist.

Achtsamkeit ist als Möglichkeit im menschlichen Bewusstsein angelegt. Damit sie jedoch ihr volles Potenzial entfalten kann, muss sie geübt werden.

Traditionell werden formelle und informelle Übungen unterschieden:

Formelle Übungen haben, wie die Bezeichnung es andeutet, eine definierte Form, eine umgrenzte Aufgabe und einen vorgesehenen Zeitrahmen. Diese Übungen sind sehr bedeutsam, um die Fähigkeit der Achtsamkeit auf verschiedenen Ebenen zu schulen und zu vertiefen. Ihnen regelmäßig im Alltag Raum und Zeit zu widmen, stellt eine bereichernde Gewohnheit dar und unterstützt auf diese Weise die Entwicklung von Selbstkontrolle und Selbststeuerung (hierzu s.a. Galla und Duckworth 2015).

Im Folgenden stelle ich Ihnen kurz einige der wichtigsten formellen Achtsamkeitsübungen vor. Diese finden z. B. auch im Konzept MBSR/Stressbewältigung durch Achtsamkeit Anwendung:

8.1 Achtsames Atmen

Für einen gewählten Zeitraum von wenigen Atemzügen bis zu einer halben Stunde oder mehr geht es ausschließlich um die Aufgabe, das Kommen und Gehen des eigenen Atems zu beobachten ohne die Atemaktivität willentlich zu beeinflussen. Dabei

© Springer Fachmedien Wiesbaden 2016
M. Amberg, *Führungskompetenz Achtsamkeit*, essentials,
DOI 10.1007/978-3-658-13474-7_8

im Bewusstsein auftauchende Gedanken, Gefühle, Körperempfindungen oder auch Außenreize werden in ihrem Auftauchen registriert ohne ihnen besondere Aufmerksamkeit zu schenken. Der Aufmerksamkeitsfokus wird immer wieder neu auf den Atem und seine Eigenaktivität gelenkt. „Achtsames Atmen" ist eine grundlegende Übung: Das Kommen und Gehen des Atems können wir ausschließlich in dem Moment wahrnehmen, in dem es stattfindet. So verbindet uns diese Übung sofort und unmittelbar mit dem gegenwärtigen Augenblick. Entsprechend wird die Übung „Achtsames Atmen" sehr häufig zu Beginn anderer Achtsamkeitsübungen durchgeführt, um die bewusste Aufmerksamkeitslenkung zu unterstützen.

Eine kleine Anleitung dazu finden Sie hier:

Übung: Achtsames Atmen

Nehmen Sie sich etwa fünf Minuten Zeit (vielleicht stellen Sie sich einen Wecker). Setzen Sie sich aufrecht und bequem hin. Ihr Atem sollte frei fließen können. Wenn Sie mögen, schließen Sie die Augen. Nehmen Sie zunächst Ihren Körper als Ganzes im Sitzen wahr. Versuchen Sie dann einmal, zu spüren, wo in Ihrem Körper Sie die Bewegungen Ihres Atems gerade deutlich wahrnehmen können. Lenken Sie nun Ihre Aufmerksamkeit dort hin und begleiten Sie jeden Atemzug mit Ihrer Aufmerksamkeit ohne irgendetwas verändern zu wollen. Der Atem kommt und geht in seinem eigenen Rhythmus – es gibt kein „Richtig" oder „Falsch". Wenn Sie zwischendurch vielleicht einmal bemerken, dass Ihre Aufmerksamkeit gerade nicht bei Ihrem Atem ist sondern bei Gedanken, Geräuschen oder wo auch immer, versuchen Sie, das freundlich zu registrieren ohne es zu bewerten und dann sanft Ihre Aufmerksamkeit zum Atem zurück zu bringen. Fahren Sie in dieser Weise für die gesamte vorgesehene Zeit fort. Zum Schluss können Sie sich mit tiefem Einatmen und kleinen Bewegungen wieder aktivieren.

▶ Eine Audio-Anleitung zu dieser Übung finden Sie unter www.springer.com auf der Produktseite dieses Buches.

8.2   Achtsame Körperwahrnehmung

Neben dem Atem stellt der eigene Körper eine weitere wichtige Möglichkeit dar, sich mit der eigenen Aufmerksamkeit im gegenwärtigen Augenblick einzufinden.

Eine klassische Übung zur Körperwahrnehmung ist der Bodyscan:
In Ruhe (liegend oder sitzend) wird abschnittweise die Aufmerksamkeit nach und nach auf die verschiedenen Körperbereiche gelenkt. Die Aufgabe ist dabei, den jeweiligen Körperabschnitt so wahrzunehmen, wie er gerade ist. Das klingt leicht, kann aber durchaus anstrengend und herausfordernd sein, wenn dabei Verspannungen, Schmerzen oder andere Befindlichkeiten, die wir lieber nicht hätten, in den Vordergrund der Wahrnehmung treten. Auch hier gilt wieder die Aufforderung, wahrzunehmen, was ist, ohne darauf mit Bewertungen oder Handlungen zu reagieren. Da in unserem Kulturraum sehr viele Menschen nicht wirklich zufrieden sind mit ihrem Körper, ist es gut, sich auch bei dieser Übung immer wieder an (Selbst-)Mitgefühl, (Selbst-)Respekt und Milde zu erinnern. Diese Übung stärkt und verfeinert mit der Zeit die Selbstwahrnehmung auf der Körperebene. Dadurch erschließt sich z. B. der Zugang zu Intuition als Element von Führungshandeln. Eugene Sadler-Smith und Erella Shefy (2007) haben daher in ihr Programm zur Entwicklung intuitiven Bewusstseins für Manager gezielt Übungen zur Schulung der „somatic awareness" einbezogen. Die nicht willentlich gesteuerten Reaktionen des Körpers auf eine Situation können mit zunehmender Übung auch im Alltag bewusster wahrgenommen werden. Die daraus resultierenden Informationen können dann einfließen in das bewusste Umgehen mit der Situation. An diesem Beispiel wird deutlich, dass die formellen Übungen in den gelebten Alltag hinein wirken können, wenn wir bereit sind uns einzulassen auf Achtsamkeit als Haltung.

▶ Eine Audio-Anleitung zur Übung „Bodyscan" finden Sie unter www.springer.com auf der Produktseite dieses Buches.

Auch in Bewegung kann der Körper achtsam wahrgenommen werden. Geeignet sind hier Übungsformen wie z. B. Yoga und Tai Chi und – ganz schlicht – achtsames Gehen.

Im Folgenden finden Sie eine Anleitung für Achtsames Gehen. Die Herausforderung dabei ist, mit der Aufmerksamkeit während der ganzen vorgesehenen Dauer bei der Aktivität des Gehens zu bleiben – auch und gerade weil dies eine Tätigkeit ist, die wir im Alltag in aller Regel automatisch tun, ohne ihr Aufmerksamkeit zu schenken.

Übung: Achtsames Gehen

Suchen Sie sich einen Platz, an dem Sie nicht gestört werden und wo Sie zumindest etwa zehn Schritte in eine Richtung machen und dann wenden können (ein Waldspaziergang ist auch eine gute Möglichkeit). Nehmen Sie sich fünf oder auch zehn Minuten Zeit. Beginnen Sie damit, dass Sie bewusst wahrnehmen, wie Sie gerade stehen und wie Ihr gesamter Körper sich dabei anfühlt. Nehmen Sie das Kommen und Gehen Ihres Atems wahr. Stellen Sie sich darauf ein, Ihr Bewegungs-Tempo zu reduzieren. Entscheiden Sie dann bewusst, mit dem Gehen zu beginnen. Nehmen Sie wahr, was in Ihrem Körper passiert: Welche Teile Ihres Körpers sind beteiligt, wenn Sie den Fuß zum Schritt anheben, nach vorne bringen und aufsetzen? Dabei geht es eher darum, dies zu spüren als es mit Worten zu benennen. Was passiert nach dem ersten Schritt und vor dem zweiten? Setzen Sie so Schritt vor Schritt. Nehmen Sie den Kontakt zum Boden bewusst wahr. Falls nötig, wenden Sie ganz bewusst und versuchen Sie, mit etwas Neugier wahrzunehmen, was Ihr Körper genau tut, um dieses Wendemanöver hinzukriegen. Versuchen Sie, mit Ihrer Aufmerksamkeit jeden einzelnen Schritt zu begleiten. Wenn Gedanken in Ihren Wahrnehmungsraum kommen oder Gefühle, können Sie dies wieder freundlich registrieren, ohne weiter darauf einzugehen und dann sanft Ihre Aufmerksamkeit zum Gehen zurückbringen. Fahren Sie in dieser Weise für die gesamte vorgesehene Zeit fort. Beenden Sie dann das achtsame Gehen ganz bewusst, indem Sie wieder ins Stehen kommen.

8.3 Sitzmeditation

Meditationstraditionen und -formen gibt es viele. Manche konzentrieren die Aufmerksamkeit auf ein Objekt, ein Mantra oder einen religiösen Inhalt und finden darüber zu Abstand von der Außenwelt und mehr innerer Ruhe.

Hier möchte ich Ihnen kurz die Achtsamkeits-Sitzmeditation vorstellen, die ein Herzstück der Achtsamkeitspraxis darstellt.

Die Achtsamkeits-Sitzmeditation fokussiert die Aufmerksamkeit auf den jeweils gegenwärtigen Augenblick und auf das, was dabei in den bewussten Wahrnehmungsraum tritt. Das können Körperempfindungen sein, der Atem, Geräusche, Gedanken, Gefühle oder auch Handlungsimpulse. Die Instruktion ist, das Kommen und Gehen dieser verschiedenen Wahrnehmungsinhalte mit freundlicher Neugier zu beobachten, ohne sich in das Wahrgenommene zu verstricken, also ohne zu bewerten, ohne etwas davon weiter zu verfolgen und ohne eine Handlung daraus resultieren zu lassen. Und auch hier gilt die Einladung zu Wohlwollen und Mitgefühl. An dieser kurz zusammengefassten Instruktion wird deutlich, welche Herausforderung in der Sitzmeditation steckt: Es geht um das Einüben von aktivem Nicht-Tun. Und wenn Sie sich vergegenwärtigen, dass die Aufgabe lautet, in jedem Augenblick das wahrzunehmen, was gerade jetzt in die Wahrnehmung kommt, dann stellen Sie fest, dass es nicht möglich ist, zu wissen, was als Nächstes Ihre Aufmerksamkeit auf sich ziehen wird.

Sich der Achtsamkeits-Sitzmeditation zu widmen, bedeutet also sich einzulassen auf Erfahrungen von aktivem Nicht-Tun und Nicht-Wissen.

Diese Form der Meditation zu praktizieren, ist daher zwar nicht immer einfach und entspannend, sie fördert aber in sehr hohem Maße die Selbsteinsicht in eigene Wahrnehmungs- und Denkmuster, die Klarheit des Denkens und die bewusste Gestaltung des eigenen Handelns.

Erfahrene Meditierende wählen meist die Form, für einen bestimmten Zeitraum in Achtsamkeit und Stille, in der geistigen Haltung des Offenen Gewahrseins, zu sitzen. Für den Einstieg kann etwas mehr Struktur hilfreich sein; dazu schlage ich Ihnen die folgende Übung vor:

Übung: Kleine Sitzmeditation

Nehmen Sie sich etwa 15 Minuten Zeit. Es ist empfehlenswert, sich einen Wecker zu stellen. Wählen Sie einen Platz aus, an dem Sie für diese Zeit ungestört komfortabel und aufrecht sitzen können. Beginnen Sie zunächst mit einer Sequenz „Achtsames Atmen". Führen Sie dies wie oben beschrieben für einige Minuten durch. Lassen Sie dann den Atem in den Hintergrund Ihrer Wahrnehmung treten. Wenden Sie jetzt Ihre Aufmerksamkeit für einige Minuten Gedanken zu – so, wie sie im jeweiligen Augenblick in den Raum Ihrer bewussten Wahrnehmung treten. Ihre Aufgabe ist es, das Kommen und Gehen der Gedanken in diesem Raum zu beobachten. Die Herausforderung ist, die Anwesenheit von Gedanken einfach nur zu registrieren ohne sich weiter mit ihnen zu beschäftigen und ohne darauf mit einer Handlung zu reagieren. Wenn Sie einmal bemerken, dass Sie sich doch in einzelne Gedanken verstrickt haben, können Sie dies freundlich registrieren, ohne es zu bewerten und dann sanft Ihre Aufmerksamkeit wieder auf das Kommen und Gehen von Gedanken und lenken. Nach einigen Minuten lassen Sie das Wahrnehmen von Gedanken in den Hintergrund treten und wenden Ihre Aufmerksamkeit nun in gleicher Weise dem Wahrnehmen von Gefühlen zu – so, wie sie gerade auftauchen im Wahrnehmungsraum, dort präsent sind und auch wieder verschwinden. Wenn einmal weder Gedanken noch Gefühle wahrnehmbar sein sollten – forcieren Sie nichts, registrieren Sie es so, wie es gerade ist.

Lassen Sie dann noch einmal für eine kurze Zeit Ihren Atem in den Vordergrund Ihrer Wahrnehmung treten. Nach der vorgesehenen Zeit beenden Sie die Meditation ganz bewusst, indem Sie sich mit kleinen Bewegungen wieder aktivieren und die Augen wieder öffnen.

8.4   Informelle Achtsamkeitsübungen

Unter informellen Achtsamkeitsübungen werden Aufgaben im Alltag verstanden wie

- Achtsam Zähneputzen
- Achtsam essen
- Achtsam das Büro betreten
- ......

Es können also ganz verschiedene Aufgaben sein, die zeitlich auch nicht umfangreich sein müssen. Letztlich sind es Dinge, die Sie in Ihrem Alltag sowieso tun. Die Aufgabenstellung, sie einmal nicht automatisch, sondern ganz bewusst zu tun, unterstützt das Integrieren von Achtsamkeit als innerer Haltung in den Alltag.

Hilfreich ist hier das Konzept des „Anfängergeistes": Dahinter steckt die Einladung, gerade auch alltägliche und altgewohnte Tätigkeiten einmal so zu tun, als sei es das erste Mal – also mit voller Aufmerksamkeit und mit dem Forschungsdrang, der Neugier eines Kindes (Kinder sind ja in der glücklichen Lage, täglich Vieles zum ersten Mal zu tun).

Eine weitere Variante der informellen Achtsamkeitspraxis ist es, sich kleine Erinnerungsanker zu setzen, die Sie mit der Aufgabe verbinden, dann jeweils einen Moment innezuhalten, um Körper/Atem/Gedanken bewusst wahrzunehmen. Eine Teilnehmerin eines meiner Kurse hat für sich beispielsweise den folgenden Anker formuliert: „Immer, wenn ich über eine Türschwelle gehe, nehme ich meinen Atem bewusst wahr." Über solche Anker und informellen Achtsamkeitspraktiken kann Achtsamkeit stabil in den Alltag einfließen und so mit der Zeit zur Inneren Haltung werden.

Die in diesem Kapitel beschriebenen Übungen sind so gestaltet, dass Sie sie gut eigenständig ausprobieren können. Dennoch kann es hilfreich und wichtig sein, sich für die Entwicklung der eigenen Achtsamkeitspraxis Unterstützung und professionelle Anleitung zu suchen, sei es, in Form von Einzelcoaching, sei es in Form eines Gruppenkurses. Zertifizierte Achtsamkeitslehrerinnen und -Lehrer, die eine qualifizierte Ausbildung nach dem MBSR-Konzept absolviert haben und auch Expertise für den Business-Kontext mitbringen, finden Sie z. B. unter:
http://www.mbsr-verband.de/am-arbeitsplatz.html.

Achtsamkeit im Blick der Forschung 9

Achtsamkeit ist in den zurückliegenden Jahren häufig Gegenstand von verschiedenen Forschungsprojekten gewesen, so dass inzwischen verschiedene Effekte benannt werden können. Auf der Ebene der Operationalisierung, der konkreten Umsetzung einer Forschungsfrage, ist dazu anzumerken, dass Achtsamkeit als innere Haltung nur indirekt, über Selbst- oder Fremdeinschätzungen, erfassbar ist. Deshalb wurde in der Mehrzahl der Forschungsprojekte der Weg gewählt, das Praktizieren bestimmter Achtsamkeitsübungen, insbesondere auch der Sitzmeditation, auf die Auswirkungen zu untersuchen.

9.1 Gesundheit

Einen ausführlichen Überblick über den Forschungsstand gibt Ulrich Ott (2010). Viele der durchgeführten Forschungsarbeiten sind im Umfeld von MBSR angesiedelt, das ursprünglich entwickelt wurde als Angebot für Menschen mit gravierenden gesundheitlichen Belastungen. Entsprechend gibt es eine Vielzahl an Studien im klinischen Bereich, die positive Effekte von Achtsamkeit und Achtsamkeitsübungen z. B. bei Herz-Kreislauf-Erkrankungen, chronischen Schmerzen, Schlafstörungen und auch bei Depressionen aufzeigen.

Die Wirkung beruht dabei wesentlich auf der bewussten Wahrnehmung von (sensorischen) Erfahrungen und, davon unterschieden, Gedanken, Gefühlen und Bewertungen, die sich auf Grund der wahrgenommenen Erfahrungen einstellen.

© Springer Fachmedien Wiesbaden 2016
M. Amberg, *Führungskompetenz Achtsamkeit*, essentials,
DOI 10.1007/978-3-658-13474-7_9

Gedanken, Gefühle und Handlungsimpulse werden in ihrem Auftauchen und Vergehen im bewussten Wahrnehmungsraum registriert, ohne sie durch weitere Beschäftigung damit zu verstärken. Insbesondere werden schwierige Erfahrungen wie z. B. Schmerzen und Schlafstörungen nicht durch Bewertungen weiter emotional „unterfüttert".

9.2 Neurowissenschaften

In den zurückliegenden Jahren sind zahlreiche neurowissenschaftliche Studien veröffentlicht worden, die sich mit den Effekten von Achtsamkeit und Meditation auf das Gehirn beschäftigen.

Im deutschsprachigen Raum sind hier z. B. Tania Singer, Ulrich Ott und Britta Hölzel zu nennen. Tania Singer ist Direktorin der Abteilung Soziale Neurowissenschaften am Max-Planck-Institut für Kognitions-und Neurowissenschaften in Leipzig. Ihr wissenschaftlicher Fokus ist das Thema Achtsamkeit und Mitgefühl, das sie mit neurowissenschaftlichen Methoden erforscht. Sie hat z. B. im „Ressource-Projekt" gezeigt, dass es möglich ist, mit strukturierten Programmen die Entwicklung von Einfühlung und prosozialen Verhalten zu fördern und dass sich hierbei auch Veränderungen der Hirnaktivität nachweisen lassen (Singer und Ricard 2015, S. 40 ff.).

Ulrich Ott und Britta Hölzel haben sich in verschiedenen Forschungsprojekten mit der Frage beschäftigt, welche strukturellen Veränderungen im Gehirn mit längerer Meditationspraxis einhergehen. Ott (2010) stellt Befunde dar, dass bei Meditationserfahrenen die graue Substanz (Anzahl an Hirnzellen) in verschiedenen Hirnregionen, die mit Körperwahrnehmung und Selbststeuerung in Verbindung stehen, erhöht ist im Vergleich zu Probanden ohne Meditationserfahrung. Ebenso wurde bei Meditationserfahrenen eine geringere Menge grauer Substanz gefunden in Hirnbereichen, die für die unmittelbare Einschätzung einer Situation als „bedrohlich" stehen und für das automatisierte Auslösen der Stressreaktion.

Auch wenn an dieser Stelle die vielfältigen neurowissenschaftlichen Befunde zu Meditation und Achtsamkeit nur andeutungsweise skizziert werden können, zeichnet sich doch eine Tendenz ab: Auf Grund der Neuroplastizität des menschlichen Gehirns ist es möglich, durch praktizierte Achtsamkeit bisherige Verarbeitungs- und Reaktionsmuster „umzulernen". Dies wird möglich, indem langjährig gebahnte und eingeübte Muster bewusst unterbrochen werden. Dadurch entstehen Freiräume, in denen Neues sich entwickeln kann.

Neben Studien auf der Ebene der Grundlagenforschung gibt es auch im Bereich der Anwendungsforschung interessante Befunde zu berichten. Ich möchte hier nur einige vorstellen, die im Kontext von Führung relevant sind:

9.3 Intuition

Der Begriff „Intuition" ist lange ein für viele esoterisch anmutendes Gegenbild zur stets rational abwägenden Entscheidung durch den homo oeconomicus gewesen, der über Jahrzehnte das Menschenbild der Wirtschaftswissenschaften bestimmte.

Doch seit einigen Jahren erfährt das Konzept „Intuition" deutlich mehr wissenschaftliche Aufmerksamkeit.

Eugene Sadler-Smith ist Professor für management development and organizational behavior an der Universität von Surrey. Ein Fokus seiner Forschung ist die Frage, ob und wie auf dem Hintergrund schnell wachsender Komplexität (siehe Kap. 2) Intuition eine hilfreiche Ressource für das Handeln und Entscheiden von Führungskräften sein kann.

▶ „Intuition" beschreibt handlungsleitendes (Lösungs-) Wissen, das entsteht, wenn
- die umfassende Wahrnehmung von Informationen aus Situation und Kontext,
- die eigene Resonanz darauf
- und die emotionale Bedeutungszuschreibung zusammen kommen und miteinander integriert werden (hierzu siehe auch Sadler-Smith 2016).

Dies ist nicht zu verwechseln mit dem automatischen, nicht reflektierten Handeln im „Autopilot"-Modus. Letzterer bedeutet, aus einer Situation wenige vertraute Informationen aufzugreifen, unerwartete und befremdliche Aspekte auszuklammern und auf dieser Basis altbekannte Entscheidungs- und Handlungsmuster zu reproduzieren ohne darüber nachzudenken.

Um Intuition als Ressource nutzen zu können, braucht es also eine offene, unvoreingenommene Wahrnehmung der Situation mit den äußeren Informationsfacetten ebenso wie Offenheit für die eigene innere Resonanz darauf, die sich zeigen kann in Körperempfindungen, Gedanken, Gefühlen und Handlungsimpulsen. Sadler-Smith und Shefy (2007) konzipierten ein Trainingsprogramm zur Schulung der Intuition für Teilnehmende einer Management-Ausbildung, das sie auswerteten, indem sie die Teilnehmenden zu ihren Erfahrungen befragten. Bestandteile waren z. B. Übungen zur Körperwahrnehmung (somatic awareness), Meditation und Schreibübungen. Zusammengefasst kommen sie zu dem Schluss „An intuitive awareness program may furnish managers with techniques to help them avoid becoming frozen by analysis and enable them to identify, prioritize, and delegate those decisions...."[1] (2007, S. 17)

Dabei betonen sie, dass es nicht darum gehen darf, kognitive, analysegeleitete Entscheidungsprozesse durch Intuition zu ersetzen – viel mehr müssen beide Herangehensweisen sich ergänzen, um Führung erfolgreich zu gestalten.

9.4   Unliebsame Entscheidungen: sunk-cost-bias

Entscheidungen, insbesondere solche, die mit (finanziellen) Investitionen einhergehen, erzeugen Erfolgsdruck. Naturgemäß zieht nicht jede Entscheidung und Investition automatisch Erfolg nach sich. Hier entsteht für Entscheidende ein Dilemma: Soll das Projekt, in das schon so viel Geld/Zeit/Arbeit investiert (sunk cost) wurde, weiter fortgesetzt werden, obwohl kein Erfolg absehbar ist? Zur Wahl stehen zwei Entscheidungsmöglichkeiten: Wie geplant weitermachen (und das heisst auch, weiter Zeit, Geld und Arbeit zu investieren), um „irgendwann" wenigstens die Investitionen wieder einzuspielen – oder sich eingestehen, dass das Projekt, aus welchen Gründen auch immer, eine Fehlentscheidung mit Fehlinvestitionen war, dass also die bereits getätigten Investitionen verloren sind. Der zweite Weg erfordert einiges an Mut – den Mut, sich und anderen einzugestehen, dass die Entscheidung falsch war und den Mut, die Verantwortung für den entstandenen Verlust zu übernehmen.

Hafenbrack et al. (2013) haben in verschiedenen experimentellen Studien untersucht, wie sich Achtsamkeit auf das Umgehen mit dem sunk-cost-bias[2] auswirkt. Jeweils im ersten Schritt konnten die Probanden und Probandinnen mittels Audio-Anleitung eine 15-minütige Übung der Achtsamkeit auf den Atem durchführen, die Kontrollgruppe erhielt eine Anleitung, die Gedanken frei schweifen zu lassen. Dann erhielten alle die Aufgabe, sich vorzustellen, sie müssten auf dem Hintergrund bestimmter ungünstiger Rahmenbedingungen und bereits getätigter Investitionen

---

[1] „Ein Programm für intuitive Bewusstheit kann Manager mit Techniken ausstatten, die ihnen helfen zu vermeiden, dass sie in Analysen festfrieren und sie befähigen, diese Entscheidungen zu identifizieren, priorisieren und zu delegieren…" (Übersetzung: MA).

[2] sunk-cost-bias: Neigung, sein Handeln an bereits investierten Kosten auszurichten statt am zu erwartenden Gewinn.

eine Entscheidung über das weitere Vorgehen treffen. Denjenigen Versuchspersonen, die zuvor eine Achtsamkeitsübung praktiziert hatten, gelang es signifikant häufiger, in ihre Entscheidung für das weitere Handeln nicht nur die bislang investierten Kosten, sondern die voraussichtlich zu erwartenden Resultate einzubeziehen.

Insgesamt ziehen die Autoren das Resümee, dass praktizierte Achtsamkeit die Entscheidungsfähigkeit verbessert, da sie die Fähigkeit fördert, der Neigung zur Wahrnehmungsverzerrung durch verlorene Kosten zu widerstehen (2013, S. 7).

9.5 Selbststeuerung

Menschliches Handeln bewegt sich zwischen dem Wunsch nach möglichst großem eigenem Wohlbefinden im Moment und dem Streben nach Zielen, die außerhalb dieses Momentes liegen. Während das erste Anliegen entwicklungsgeschichtlich alte Hirnteile, das neurobiologische Triebsystem, aktiviert, ist für die bewusste, zielorientierte, abwägende Verhaltenssteuerung der Präfrontale Cortex zuständig. Da diese Inhalte oftmals nicht deckungsgleich sind, entstehen innerpsychische Konflikte. Der Neurobiologe und Mediziner Joachim Bauer, Professor an der Universität Freiburg, beschreibt, dass aus Stress in der Form, wie er für uns heute alltäglich und selbstverständlich ist, eine tiefe Erschöpfung resultiert. Diese führt zum „Abschalten" des Präfrontalen Cortex, so dass das sog. „Reptiliengehirn" die Regie übernimmt und das momentane Wohlbefinden unabhängig von künftigen Zielen und abseits von Selbstkontrolle absolute Priorität erhält. Bauer benennt praktizierte Achtsamkeit als effektiven Weg in diesem Kontext, denn „Sie ist darauf ausgerichtet, Geist und Körper zu zentrieren und beide in einen Zustand wacher, ruhiger Präsenz zu bringen. (…) Die Achtsamkeitspraxis ist eine hervorragend geeignete Methode zur Stärkung der Selbstkontrolle" (2015, S. 93).

Wie Achtsamkeit wirkt   10

10.1   Wirklinien

- Bewusste Aufmerksamkeitslenkung bedeutet eine Musterunterbrechung: Die bewusste Entscheidung, die Aufmerksamkeit auf den gegenwärtigen Augenblick zu lenken, unterbricht gewohnheitsmäßige, unreflektierte Wahrnehmungs-, Bewertungs- und Handlungsströme. Diese Musterunterbrechung ist die Basis, um neuen Möglichkeiten Raum zu geben.
- Das bewusste Nicht-Tun unterstützt eine Beruhigung des Geistes.
- Inneres Beobachten ermöglicht vertiefte Selbsterkenntnis und Einsicht in eigene Gedanken, Gefühle, Bedürfnisse und Motivationszusammenhänge.
- Wahrnehmen, was ist, erweitert und vertieft Welt- und Selbsterkenntnis und ermöglicht Einblick in die Zusammenhänge zwischen Selbst und Welt.
- Ebenso fördert es, in Kombination mit freundlicher Neugier und wohlwollender Akzeptanz, die Entwicklung eines unvoreingenommenen Blickes auf das, was ist.
- Wohlwollende Akzeptanz ohne Verurteilung fördert Veränderungsbereitschaft: „So ist es jetzt" bildet eine tragfähige Grundlage, um Veränderung bewusst und mit Zuversicht zu gestalten.
- Gegenwärtigkeit stärkt die Verantwortung für das eigene Tun und fördert so die Selbststeuerung.
- Mitgefühl unterstützt sowohl Einfühlung in andere als auch einen wohlwollend-ermutigenden Umgang mit sich selbst. Ebenso ermöglicht es Erfahrungen der Verbundenheit und fördert die achtsame Gestaltung von Kommunikation.

© Springer Fachmedien Wiesbaden 2016
M. Amberg, *Führungskompetenz Achtsamkeit*, essentials,
DOI 10.1007/978-3-658-13474-7_10

10.2   Achtsamkeit im Alltag: stop – look – act

Achtsamkeit als Innere Haltung zu praktizieren, bedeutet, sich mit dieser Haltung im Alltag zu bewegen und damit das eigene Handeln zu gestalten. „Achtsamkeit im Alltag heißt: STOP – LOOK – ACT" – so fasste während meiner Ausbildung zur MBSR-Lehrerin 2006 Edel Maex das Geheimnis der Achtsamkeit im und für den Alltag prägnant zusammen.[1] In Abb. 10.1 sehen Sie, was sich dahinter verbirgt.

─ STOP ─	─ LOOK ─	─ ACT ─
Innehalten Aufmerksamkeit auf • den Atem • und den Körper	Wahrnehmen, was ist Annehmen, was ist • Äußere Situation • Gedanken • Gefühle • Handlungsimpulse	Erst danach bewusst und achtsam entscheiden, ob und wenn ja was zu tun ist.
innehalten	*hinschauen*	*handeln*

Abb. 10.1   STOP – LOOK – ACT

▶   **STOP** heißt, immer wieder innezuhalten, im Trubel des Alltags ganz bewusst einen Moment Raum zu schaffen, um den eigenen Körper, den eigenen Atem wahrzunehmen und auf diese Weise gewohnheitsmäßige Muster zu unterbrechen. Dies wiederum gibt Gelegenheit, die eigene Wahrnehmung bewusst zu öffnen.

▶   **LOOK** lädt ein, die Wahrnehmung bewusst auf den gegenwärtigen Augenblick mit all seinen Facetten zu lenken und ausdrücklich nicht sofort mit einer Handlung zu reagieren. LOOK bedeutet neben dem Wahrnehmen, was ist, auch Annehmen, was ist, denn so lange wir nicht annehmen und akzeptieren, was ist, bleiben wir in Bewertungen gefangen und nehmen uns dadurch die Chance, das, was ist, wirklich wahr-

---

[1]In seinem Buch „Mindfulness. Der achtsame Weg durch die Turbulenzen des Lebens." beschreibt Maex dieses Vorgehen als die drei zentralen Aspekte von Meditation: „Innehalten – Schauen – Handeln" (Maex 2009, S. 122–144).

zunehmen. Doch Wahrnehmen und Annehmen, was ist, bilden die unverzichtbare Grundlage, um bewusst und achtsam handeln zu können (Vielleicht ist hier das Bild eines Läufers am Startblock hilfreich: Um keine Fehlstarts zu produzieren und die eigene Leistung optimal abrufen zu können, muss der Läufer zuallererst ganz bewusst sich im Startblock einfinden – erst danach geht es ans Laufen).

▶ **ACT** als dritter Schritt der Achtsamkeit im Alltag fordert auf, zunächst einmal zu entscheiden, ob überhaupt eine Handlung stattfinden soll – oder, allgemeiner eine Reaktion auf die Situation gezeigt werden soll. Ebenso geht es dann darum, bewusst zu entscheiden, auf welche Weise gehandelt/reagiert werden soll.

Mit dieser einfachen Drei-Schritt-Formel ist Achtsamkeit eine wertvolle und jederzeit verfügbare Unterstützung für die Gestaltung des Alltags mit all seinen Herausforderungen. Natürlich muss auch diese Herangehensweise möglichst häufig geübt werden, damit sie immer selbstverständlicher zur Verfügung steht. „Auf Ihrem (Meditations-) Kissen üben Sie mit dem, was kommt. Das vergrößert die Chance, dass Sie auf die Herausforderungen des Lebens adäquat antworten. Das ist ein niemals endender Lernprozess." (Maex 2009, S. 144)

Achtsamkeit im Führungsalltag 1: Einüben

Achtsamkeit als Innere Haltung im Kontext von Führung Tag für Tag zu leben, stellt unter den beschriebenen Rahmenbedingungen von Führung eine nicht zu unterschätzende und gleichzeitig umso lohnendere Herausforderung dar: „Denn für die Entwicklung von Führungskompetenz ist Meditation bei mir persönlich der wichtigste Faktor. Warum? Weil ich durch den Prozess des Meditierens, wie ich festgestellt habe, Klarheit über komplexe Sachverhalte erlangen kann. Meditation regt zum schöpferischen Denken an. Und sie hilft mir, Mitgefühl zu entwickeln – mit mir selbst und mit anderen. Wir alle führen ein sehr stressiges Leben, Meditation hat bei mir für den Aufbau der Widerstandskraft, die man braucht, um mit all dem Stress im Leben zurecht zu kommen, eine ganz entscheidende Rolle gespielt." (William George 2015, S. 203)

Achtsamkeit als Haltung im Kontext von Führung verwirklicht sich notwendig auf zwei Ebenen: Einüben und Achtsamkeit in den Alltag integrieren.

Mit Hilfe von formellen Achtsamkeitsübungen wie Sitzmeditation, Offenes Gewahrsein, oder Atem-Achtsamkeit schulen und entwickeln Sie Ihre Fähigkeit,

- Ihre Aufmerksamkeit bewusst auf den gegenwärtigen Augenblick zu lenken,
- mit freundlicher Neugier das, was sich dabei ergibt, zu erkunden
- ohne es zu bewerten
- und ohne darauf mit einer Handlung zu reagieren.

Um sich Tag für Tag mit der Achtsamkeit zu verbinden und sie dadurch zu einer selbstverständlichen inneren Haltung werden zu lassen, braucht es zum einen Entschlossenheit und Beharrlichkeit, zum anderen Geduld und Gelassenheit.

© Springer Fachmedien Wiesbaden 2016
M. Amberg, *Führungskompetenz Achtsamkeit*, essentials,
DOI 10.1007/978-3-658-13474-7_11

Die eigentliche Entscheidung liegt darin, Achtsamkeit als handlungsleitende innere Haltung für die Gestaltung des eigenen Lebens zu pflegen und zu entwickeln. Entschlossenheit und Beharrlichkeit sind die Grundlage, um die Übungen, für die Sie sich entschieden haben, täglich durchzuführen, gleich, welche Anforderungen von außen oder sonstige widrige Umstände sich ergeben mögen. Denn nur auf diese Weise kann sich Achtsamkeit stabil und dauerhaft als Haltung entfalten. Geduld und Gelassenheit sowie Wohlwollen helfen, mit der Achtsamkeitspraxis fortzufahren auch, wenn sie vielleicht einmal über längere Strecken nur wenig angenehme Erfahrungen bereit hält – z. B. weil Sie entnervt bemerken, wie oft Ihre Aufmerksamkeit abschweift, oder weil Sie sich immer und immer wieder bei Bewertungen ertappen, die Sie eigentlich beiseitelassen wollten. Indem Sie sich darin üben, trotz solcher möglichen Widrigkeiten, weiter wahrzunehmen und anzunehmen, was ist, stärken Sie Ihre Fähigkeit zu kontinuierlicher Selbstreflexion, die unabdingbar ist, um als Führungskraft das eigene Handeln lebendig, glaubwürdig und zukunftsfähig zu gestalten. Darüber hinaus praktizieren Sie damit achtsame Selbstführung.

Um auch trotz solch widriger Erfahrungen, die in der Achtsamkeitspraxis vorkommen können, das Üben beizubehalten, ist es für die meisten hilfreich, sich zumindest zeitweise Unterstützung und professionelle Anleitung zu organisieren. Hierbei sollte unbedingt auch Raum sein, um über unerwartete oder gelegentlich auch sehr irritierende Erfahrungen in den Übungen zu sprechen, genauso wie über den Umgang mit Übungs-Hindernissen im Alltag. Wenn eine alltagsnahe professionelle Unterstützung nicht möglich ist, kann auch die Teilnahme an Kompakt-Veranstaltungen (Retreat, Meditations-Seminar, begleitete Auszeit) in Klöstern, Seminarzentren o. ä. ein Weg sein, um begleitet Erfahrungen mit Meditation und Achtsamkeitsübungen zu machen. Die Frage, wie diese Übungen in den Alltag zu integrieren sind, stellt dann möglicherweise eine größere Herausforderung dar.

Achtsamkeit im Führungsalltag 2: Integrieren

12

Es ist nicht nötig, „perfekt" meditieren zu können oder gar zu warten, bis eine achtsame Unternehmenskultur ausgerufen wird:

Schon, während Sie beginnen, Ihre Achtsamkeitspraxis zu entwickeln und die Übungen und Meditationen in Ihren Tageslauf zu integrieren, können Sie Schritt für Schritt der Achtsamkeit in Ihrem Alltag als Führungskraft Raum geben.

12.1 Innehalten

Eine für viele Teilnehmende meiner Kurse hilfreiche Strategie ist es, den Arbeitstag mit einem Moment des Innehaltens zu beginnen (z. B. indem sie sich beim Betreten ihres Arbeitsplatzes ein paar achtsame Atemzüge gönnen) und sich über den Tag verteilt analoge oder auch digitale Erinnerungsanker zu setzen, die einladen zu weiteren Momenten des Innehaltens. Das Innehalten kann zum einen bedeuten, die Aufmerksamkeit auf den Atem zu lenken, zum anderen kann für diesen Moment auch der Körper im Fokus der Selbstwahrnehmung stehen. Immer aber bedeutet es, automatisch sich abspulende Muster zu unterbrechen und des eigenen Tuns wieder gewahr zu werden – eine gute Gelegenheit, das Innehalten über den Tag immer wieder zu einem STOP – LOOK – ACT zu erweitern, um diese Möglichkeit, das eigene Handeln bewusst zu gestalten, mit der Zeit immer selbstverständlicher auch für „Ernstfall-Situationen" zur Verfügung zu haben.

© Springer Fachmedien Wiesbaden 2016
M. Amberg, *Führungskompetenz Achtsamkeit*, essentials,
DOI 10.1007/978-3-658-13474-7_12

Aus diesem individuellen Innehalten kann auch eine Kultur des Innehaltens erwachsen. Einige Führungskräfte, die sich im Coaching mit Achtsamkeit vertraut gemacht haben, führten z. B. ein, Team-Meetings mit einer Minute Stille zu beginnen, um die Fokussierung auf die anstehenden Aufgaben und auch ein konstruktives Miteinander zu stärken. Wichtig hierbei ist die Bereitschaft aller zu Pünktlichkeit und Verzicht auf die Nutzung von Smartphones, Tablets etc. für diese Zeit.

Darüber hinaus sollten Sie regelmäßig größere Zeitfenster (wenigstens einmal pro Jahr mehrere Tage) zum Innehalten einplanen – Zeit, in der Sie sich in aktivem Nicht-Tun üben, intensivere Meditationserfahrungen als im Alltag machen können und Zeit, in der Sie sich besinnen können auf den Sinn, der Ihnen am Herzen liegt.

12.2   Anfängergeist

Auch, wenn Sie schon lange mit Ihrer Arbeitsumgebung vertraut sind: Versuchen Sie immer wieder einmal, diese Umgebung, die Menschen und auch Routine-Tätigkeiten so wahrzunehmen als ob alles ganz neu und unvertraut wäre. Sehr anregend kann es auch sein, sich ganz bewusst die Aufgabe zu stellen, jeweils fünf Dinge zu benennen, 1. die Sie gerade sehen, 2. die Sie gerade hören, 3. die Sie gerade spüren – z. B. wenn Sie sich in irgendeiner Aufgabe festgefahren haben und das Gefühl haben, nicht weiter zu kommen.

12.3   Achtsame Kommunikation

Auch bei der Einstimmung und Vorbereitung auf Gespräche sind Minuten des Innehaltens eine gut investierte Zeit, da es den stets beschäftigten Geist aus dem Multitasking-Modus herausholt und die Präsenz fördert. Diese Geistes-Gegenwärtigkeit verbunden mit Wohlwollen und freundlicher Neugier ist die Voraussetzung, um gerade auch schwierige Gespräche mit Mitarbeitern, Mitarbeiterinnen, Kunden oder Vorgesetzten achtsam zu führen.

Achtsamkeit in der Kommunikation findet auf mehreren Ebenen statt: Zunächst geht es darum, die *Kommunikationssituation* achtsam wahrzunehmen, mit allen äußeren und auch inneren Aspekten des gegenwärtigen Augenblicks wie sie in der Abb. 4.1 dargestellt sind. Hilfreiche Fragen sind hier z. B.

- Wie sind die Umgebungsbedingungen, ermöglichen sie einen konzentrierten, sachlichen und wertschätzenden Austausch?
- Welche (nonverbalen) Signale nehme ich von meinem Gegenüber wahr?

- Wie ist meine eigene innere Situation (bin ich offen – hektisch – angespannt –
  müde – interessiert.....)
- Welche „Botschaften" zeigen meine Körperhaltung, meine Stimme etc.

Beim achtsamen *Reden* gilt es, für sich bewusst zu erspüren und zu entscheiden, was genau der eigene Gesprächsbeitrag in diesem konkreten Kontext und in Hinblick auf ein konkretes Anliegen oder Ziel sein soll. Ebenso beinhaltet achtsame Kommunikation an dieser Stelle die Aufgabe, sich immer wieder in den Gesprächspartner hineinzuversetzen, um sich vorzustellen, wie das Gesagte wohl verstanden wird, um dann ggf. die eigenen Kommunikationsbeiträge verbal und nonverbal zu modifizieren.

Der Gegenpart, das *Zuhören* ist im Sinne einer achtsamen Kommunikation mindestens genauso wichtig. Freundliche Neugier, Nicht-Reaktivität und Mitgefühl sind hier zentrale achtsamkeitsbasierte Qualitäten, die es ermöglichen, im Gespräch einen Raum zu öffnen, in dem sich auch Unerwartetes und unerwartet Wichtiges zeigen kann, das sonst vielleicht übersehen oder auch bewusst außen vor gelassen würde. Dies ist umso wichtiger in potenziell kritischen Bereichen, in denen das Nichteinbeziehen bestimmter, unbequemer Informationen gefährliche Folgen haben kann. Weick und Sutcliffe (2007) führen mehrere Beispiele aus Unternehmen und Organisationen an, in denen es darum ging, dass eine Gefahrenlage für das Unternehmen gerade dadurch entstand, dass Mitarbeiter sich in der herrschenden Kommunikationskultur nicht trauten, ihre Führungskraft auf Abweichungen und Fehler in Prozessen hinzuweisen.

Neben der Face-to-face-Kommunikation lässt sich Achtsamkeit auch im Bereich elektronischer Kommunikation anwenden: Ein erster Schritt kann z. B. sein, einmal zu überprüfen, wer welche Mail tatsächlich in cc bekommen muss und umgekehrt klare Regeln zu definieren, bei welcher Art von Mails Ihre Mitarbeiterinnen und Mitarbeiter Sie in cc setzen sollten und bei welchen nicht.

12.4 Intuition

Ein wesentlicher Aspekt des Führens ist es, Entscheidungen zu treffen. Angesichts der in Kap. 2 dargestellten Dynamik und Komplexität ist es schlicht nicht möglich, alle Informationen zu einer Fragestellung zeitgerecht zu erfassen, zu überprüfen und zu durchdenken. Nichts desto trotz bleibt die Führungskraft in der Entscheidungsverantwortung. Die Nutzung geschulter Intuition ist hier eine wesentliche und sinnvolle Ergänzung zu kognitiv-rationalen Entscheidungs-Strategien, wie Sadler-Smith und Shefy (2007) ausführen. Neben der bewussten Wahrnehmung aktueller körperlicher Empfindungen ist es genauso wichtig, darauf zu achten, welche Gedanken und Gefühle sich bemerkbar machen. Trainieren können Sie diese drei Aspekte mit Bodyscan und Sitzmeditation. Eine weitere Möglichkeit, um Zugang zur eigenen Intuition zu finden, ist „Achtsames Schreiben", eine Technik, die ich häufig im Coaching anwende. Der Ablauf ist überschaubar: Legen Sie sich Stift und Papier zurecht und notieren Sie darauf die Frage, um die es für Sie gerade geht. Legen Sie dann Ihr Schreibzeug zunächst beiseite und beginnen Sie mit etwa fünf Minuten Achtsamkeit auf den Atem. Nehmen Sie dann Ihr Schreibzeug und notieren, was Ihnen im Zusammenhang mit Ihrer Frage gerade in den Sinn kommt – ohne auszuwählen, ohne zu werten, ohne auf Widerspruchsfreiheit, Vernunft o. ä. zu achten. Beenden Sie nach etwa 15 Minuten das Schreiben und schauen Sie, was Sie in den Notizen entdecken können. Vielleicht tun sich dabei neue Aspekte und Ideen auf, vielleicht verdichten und bestätigen sich Gedanken und Lösungsideen, die Sie vorher schon diffus in Erwägung gezogen hatten.

12.5 Selbstreflexion und Selbstführung

Indem Sie im Alltag immer wieder bewusst innehalten, mit freundlicher Neugier wahrnehmen, welche Gedanken, Gefühle oder Handlungsimpulse Sie gerade bei sich entdecken können, und dabei auf Bewertungen verzichten, stärken Sie Ihre Selbstreflexionskompetenz und damit auch die Grundlage für eine achtsame Selbstführung. Da es gerade in Belastungssituationen wahrscheinlich ist, dass unreflektierte Impulse und automatische Handlungen sich durchsetzen, kommt dem Innehalten als bewusste Unterbrechung solcher automatisierter Muster eine besondere Bedeutung zu, um das eigene – berufliche wie private – Handeln bewusst und willentlich zu gestalten und es so mit dem Erreichen von als wichtig erkannten Zielen zu verbinden.

Nicht mehr von unreflektierten reaktiven Handlungsimpulsen getrieben zu sein, sondern durch die bewusste Musterunterbrechung ein Stück Kontrolle über die Situation zu gewinnen, ermöglicht die Erfahrung von innerer Freiheit.

12.6 Sinn und Verantwortung

Was macht es der Mühe wert, die Anstrengungen, Herausforderungen und zuweilen auch Zumutungen des Führens unter komplexen, unübersichtlichen Rahmenbedingungen auf sich zu nehmen? Ökonomische Vorteile spielen dabei nur kurzfristig eine Rolle. Was viel weiter trägt, auch durch anstrengende Phasen, ist das erlebte Wissen, erfolgreich etwas Sinnvolles zu tun. Menschen, denen solche Erfahrungen fehlen, weil der Bezug zu einem sinnstiftenden Ganzen verloren gegangen ist oder weil das erforderte Tun permanent in Widerspruch steht zu eigenen ethischen Vorstellungen, haben ein überdurchschnittlich erhöhtes Risiko, ein Burnout zu erleiden. Umso wichtiger ist es gerade für Führungskräfte, Klarheit zu finden über das, was für sie Sinn stiftet. Regelmäßige Meditationen und Achtsamkeitsübungen, die die Aufmerksamkeit auf das innere Geschehen lenken, bieten einen Raum, in dem innere Spannungen, Widersprüche und Konflikte registriert und wohlwollend erforscht werden können. Ebenso können Sie diesen Raum nutzen, um Antworten zu finden auf die Frage, was für Sie Stimmigkeit und Sinnhaftigkeit ausmacht. Dabei ist es wichtig, Antworten nicht zu forcieren, sondern sich zu erlauben, mit der Frage zu sein, so dass Antworten sich entwickeln können. C. Otto Scharmer, ein deutsch-amerikanischer Unternehmensberater, schlägt vor, immer wieder einmal eine ganz andere Perspektive einzunehmen, nämlich sich in meditativer Form die letzten Augenblicke des eigenen Lebens vorzustellen und sich dann zu fragen:

„Welche Spuren möchte ich in der Welt hinterlassen am Ende meines Lebens?"

Diese Frage ist in seinem Ansatz in einen größeren Prozesszusammenhang eingebettet, den er in „Theorie U" (2009) ausführlich beschreibt. Doch auch für sich genommen ist diese Frage und ihr achtsamer Umgang damit ein wichtiger Wegweiser, um das eigene Tun langfristig sinnhaft und stimmig zu gestalten. „Sinn" entsteht erst in der Orientierung auf ein größeres Ganzes, und in der Auseinandersetzung damit kommt die Frage nach der eigenen gesellschaftlichen Verantwortung in den Fokus: In der wechselvollen Dynamik des Alltagsgeschäftes bedarf es wiederum regelmäßigen bewussten und achtsamen Innehaltens, um zu erkennen, ob und auf welche Weise das eigene Tun zu einer besseren gesellschaftlichen Zukunft beiträgt.

12.7 Freundlichkeit, Milde, Humor

Führungskräfte stehen in der Außen- wie auch in der Selbstwahrnehmung für Anpacken, Machen und aktives Gestalten ihres Feldes. Die Entscheidung, Achtsamkeit als innere Haltung zu entwickeln und sich so auf den Seins-Modus einzulassen, stellt daher gerade für Führungskräfte eine immense Herausforderung dar und erfordert durchaus Mut. Ebenso erfordert es Beharrlichkeit, die Selbstverpflichtung zu kontinuierlichem Üben auch unter widrigen Umständen (Dienstreisen, Krisensitzungen oder allgemeiner Stress werden gerne als solche herangezogen) einzuhalten.

- Freundliche Neugier, die mit offenem Geist zugeht auf das, was der Augenblick mit sich bringt;
- Wohlwollen und Milde, die es ermöglichen, sich selbst und andere wahrzunehmen, ohne zu verurteilen;
- Humor, der in der Lage ist, die eigenen Unzulänglichkeiten mit einem freundlichen Augenzwinkern zu betrachten;
- Geduld, insbesondere mit sich selbst, aber auch mit anderen
- und auch Gelassenheit

sind innere Qualitäten, die Achtsamkeit zu einer Bereicherung des eigenen Lebens und Erlebens werden lassen. Gleichzeitig ist gelebte Achtsamkeit ein überaus fruchtbarer Nährboden um genau diese inneren Qualitäten zu kultivieren.

Was Sie aus diesem Essential mitnehmen können

- Zunehmende Dynamik und Komplexität in Wirtschaft und Gesellschaft führen zu abnehmender Vorhersagbarkeit von Entwicklungen und machen ein neues Verständnis und eine neue Gestaltung von Führung notwendig.
- Um Führung unter diesen Rahmenbedingungen angemessen gestalten zu können, ist die Entwicklung von Selbstkompetenz ebenso notwendig wie die Entwicklung von Beziehungs- und Veränderungskompetenz.
- Achtsamkeit als bewusste, nicht-reaktive Lenkung der eigenen Aufmerksamkeit auf das, was gerade ist, stellt eine zentrale Kompetenz dar, um konstruktiv mit Unerwartetem umzugehen.
- Achtsamkeit stellt ein Potenzial des menschlichen Bewusstseins dar, das mit kontinuierlicher Übung erschlossen und weiterentwickelt werden kann, damit es im Ernstfall des Alltags zur Verfügung steht.
- Achtsamkeit als innere Haltung zu pflegen unterstützt Führungskräfte darin, ihre Selbst-, Beziehungs-, und Veränderungskompetenz zu entwickeln und damit ihr Führungshandeln bewusst zu gestalten.

© Springer Fachmedien Wiesbaden 2016
M. Amberg, *Führungskompetenz Achtsamkeit*, essentials,
DOI 10.1007/978-3-658-13474-7

Literatur

Antonovsky, A. (1997). *Salutogenese. Zur Entmystifizierung der Gesundheit.* Tübingen: DGVT.

Bauer, J. (2015). *Selbststeuerung. Die Wiederentdeckung des freien Willens.* München: Blessing.

Galla, B. M., & Duckworth, A. L. (2015). More than resisting temptation: Beneficial habits mediate the relationship between self-control and positive life outcomes. *Journal of Personality and Social Psychology, 109*(3), 508–525.

George, W. (2015). Mitgefühl bei Führungskräften. In T. Singer & M. Ricard (Hrsg.), *Mitgefühl in der Wirtschaft. Ein bahnbrechender Forschungsbericht.* München: Knaus.

Hafenbrack, A., Kinias, Z., Barsade, S. (2013). Debiasing the mind through meditation: Mindfulness and the Sunk-Cost-Bias. Psychological Science. doi: 10.1177/0956797613503853.

Höge, T., & Schnell, T. (2012). Kein Arbeitsengagement ohne Sinnerfüllung. Eine Studie zum Zusammenhang von Work Engagement, Sinnerfüllung und Tätigkeitsmerkmalen. *Wirtschaftspsychologie, 1*, 91–99.

INQuA (Initiative Neue Qualität der Arbeit). 2012. fuehrungskultur-im-wandel-monitor.pdf. http://www.forum-gute-fuehrung.de/sites/default/files/INQA_MONITOR_GUTE_FUEHRUNG_web_es.pdf. Zugegriffen am 22.01.2016.

Kabat-Zinn, J. (2007). *Im Alltag Ruhe finden. Meditationen für ein gelassenes Leben.* Frankfurt am Main: S. Fischer.

Kannicht, A., & Schmid, B. (2015). *Einführung in systemische Konzepte der Selbststeuerung.* Heidelberg: Carl-Auer.

Krusche, B. (2008). *Paradoxien der Führung. Aufgaben und Funktionen für ein zukunftsfähiges Management.* Heidelberg: Carl-Auer.

Maex, E. (2009). *Mindfulness. Der achtsame Weg durch die Turbulenzen des Lebens.* Freiamt im Schwarzwald: Arbor.

Ott, U. (2010). *Meditation für Skeptiker. Ein Neurowissenschaftler erklärt den Weg zum Selbst.* München: O. W. Barth.

Sadler-Smith, E. (2016). What happens when you intuit? Understanding human resource practitioners' subjective experience of intuition through a novel linguistic method. *Human Relations.* doi:10.1177/0018726715602047.

© Springer Fachmedien Wiesbaden 2016

M. Amberg, *Führungskompetenz Achtsamkeit*, essentials,

DOI 10.1007/978-3-658-13474-7

Sadler-Smith, E., & Shefy, E. (2007). Developing intuitive awareness in management education. *Academy of Management Learning & Education, 6*(2), 186–205.

Scharmer, C. O. (2009). *Theorie U. Von der Zukunft her führen. Presencing als soziale Technik.* Heidelberg: Carl-Auer.

Shapiro, S., & Carlson, L. (2011). *Die Kunst und Wissenschaft der Achtsamkeit. Die Integration von Achtsamkeit in Psychologie und Heilberufe.* Freiamt im Schwarzwald: Arbor.

Simon, F. (2004). *Gemeinsam sind wir blöd. Die Intelligenz von Unternehmen, Managern und Märkten.* Heidelberg: Carl-Auer.

Singer, T., & Bolz, M. (Hrsg.). (2013). *Mitgefühl in Alltag und Forschung. eBook.* München: Max-Planck-Gesellschaft.

Singer, T., & Ricard, M. (Hrsg.). (2015). *Mitgefühl in der Wirtschaft. Ein bahnbrechender Forschungsbericht.* München: Knaus.

von Foerster, H. (2001). Die Wissenschaft des Unwissbaren. In P. Gente, H. Paris, & W. Martin (Hrsg.), *Short Cuts* (S. 139–181). Frankfurt: Zweitausendeins.

Weick, K. E., & Sutcliffe, K. M. (2007). *Das Unerwartete managen. Wie Unternehmen aus Extremsituationen lernen.* Stuttgart: Klett Cotta.